Année 1906

THÈSE

POUR

LE DOCTORAT EN MÉDECINE

Présentée et soutenue le jeudi 17 mai 1906, à

PAR

Daniel GAUDEAU

Interne des Hôpitaux de Paris

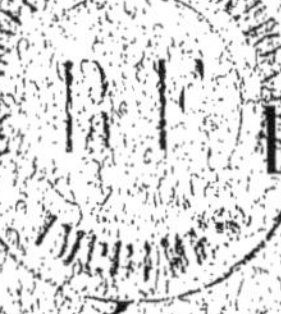

LE POUVOIR HÉMOLYTIQUE

DU

SÉRUM SANGUIN

ET

LA RÉSISTANCE GLOBULAIRE

RECHERCHES CHEZ L'ENFANT

Président : M. HUTINEL, *Professeur.*

Juges : MM. { RAYMOND, *Professeur.*
CHANTEMESSE, *Professeur.*
MÉRY, *Agrégé.*

Le Candidat répondra aux questions qui lui seront faites sur les diverses parties
de l'enseignement médical.

PARIS

LIBRAIRIE MÉDICALE ET SCIENTIFIQUE

JULES ROUSSET

1, rue Casimir-Delavigne, 1

1906

THÈSE

POUR

LE DOCTORAT EN MÉDECINE

Présentée et soutenue le jeudi 17 mai 1906, à 1 heure

PAR

Daniel GAUDEAU

Interne des Hôpitaux de Paris

DON
114906

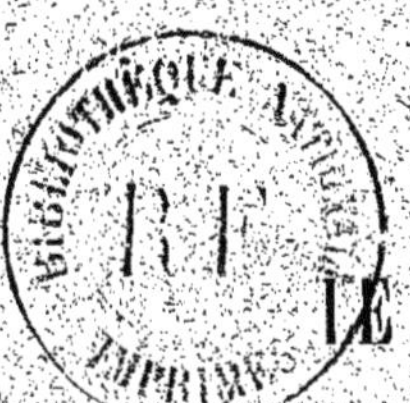

LE POUVOIR HÉMOLYTIQUE

DU

SÉRUM SANGUIN

ET

LA RÉSISTANCE GLOBULAIRE

RECHERCHES CHEZ L'ENFANT

Président : M. HUTINEL, *Professeur.*

Juges : MM.
RAYMOND, *Professeur.*
CHANTEMESSE, *Professeur.*
MÉRY, *Agrégé.*

Le Candidat répondra aux questions qui lui seront faites sur les diverses parties de l'enseignement médical.

PARIS

LIBRAIRIE MÉDICALE ET SCIENTIFIQUE

JULES ROUSSET

1, rue Casimir-Delavigne, 1

1906

A LA MÉMOIRE DE MES MAITRES DISPARUS

Monsieur le docteur BOUILLY, externat 1898-1899.

Monsieur le docteur DELPEUCH, externat 1899-1900.

Monsieur le docteur DU CASTEL, internat provisoire 1901-1902.

Monsieur le docteur SOUPAULT.

A MON MAITRE DANS L'EXTERNAT

Monsieur le docteur THIBIERGE, externat 1900-1901.

A MES MAITRES DANS L'INTERNAT

Monsieur le docteur MONOD (1902-1903).

Monsieur le docteur TALAMON (1903-1904).

Monsieur le docteur MOIZARD (1904-1905).

Monsieur le docteur FAISANS (1905-1906).

A MES AUTRES MAITRES DANS LES HOPITAUX

MM. les docteurs ARROU, BROCA, FAURE, HUDELO, LETULLE, POTHERAT, RÉNON, ROBINEAU, SICARD, SOUQUES, TUFFIER.

INTRODUCTION

La connaissance des multiples moyens de défense de
l'organisme a permis de transporter dans le domaine
clinique l'étude de propriétés humorales normales ou
acquises ; et on a cherché à préciser le rôle de substances actives, sécrétions cellulaires, qui donnent au sérum
sanguin des propriétés cytolytiques et bactéricides, et
témoignent de l'activité des cellules de défense qui leur
donnent origine.

La recherche de cette énergie microbicide et cytolytique du sérum et ses variations chez l'homme à l'état
normal et pathologique ont reçu ces dernières années des
applications cliniques.

Il nous a semblé intéressant d'étudier ces propriétés
cytolytiques du sérum chez l'enfant, c'est-à-dire dans
un organisme nouveau n'ayant subi que peu d'assauts
microbiens ou toxiques, et dont l'activité protectrice
contre les éléments étrangers est plus rapide et plus
franche : nous avons recherché le pouvoir hémolytique
du sérum chez l'enfant normal et ses variations au cours
de certaines affections.

De cette action des humeurs de l'organisme infantile

sur le globule rouge d'un animal normal nous avons rapproché l'étude de la façon dont se comportent les globules rouges de l'enfant en présence de solutions salées isotoniques au sérum sanguin ; nous avons recherché les modifications apportées à la résistance globulaire par certaines affections.

Mais avant d'étudier ces variations qualitatives des globules rouges humains et l'action du sérum humain sur les globules animaux, il faut préciser les agents destructifs de ces globules et la façon dont ils résistent.

Au début de ce travail, nous avons donc résumé dans le chapitre I, les données actuelles sur l'*hémolyse* en général.

Le chapitre II est consacré à l'*action* plus particulière des *sérums animaux* sur les hématies.

Le chapitre III est l'étude de la teneur en alexine et du *pouvoir hémolytique* du sérum normal et de ses variations au cours de divers états pathologiques. A la fin de ce chapitre, nous donnons les résultats de nos examens chez l'enfant normal ou atteint d'affections diverses et surtout de maladies éruptives.

Le chapitre IV est consacré à l'étude de la *résistance globulaire* ; nous apportons à la fin les résultats que nous avons obtenus chez l'enfant au cours de certaines maladies éruptives.

Ces recherches ont été entreprises sous l'inspiration de M. Lesné : nous lui devons une reconnaissance très vive et toute spéciale, et nous sommes heureux de le remercier de la grande bienveillance qu'il nous a témoignée.

C'est dans le service et dans le laboratoire de M. Moizard que nous avons exécuté ce travail ; nous offrons à notre maître nos sentiments de vive gratitude et de respectueux attachement.

Certains matériaux que nous avons utilisés dans cette étude ont été recueillis dans le service de M. Richardière : nous lui adressons tous nos remerciements ainsi qu'à nos collègues Hébert et Mlle Maugeret.

CHAPITRE PREMIER

L'Hémolyse.

Le globule rouge est essentiellement constitué par un réseau protoplasmique dont les fines mailles contiennent des sels et surtout la matière colorante, l'hémoglobine. On admet avec Hamburger que l'absence de diffusion de l'hémoglobine tient à ce que l'isotonie est parfaite entre le milieu extérieur au globule rouge, le plasma, et le milieu intérieur du globule.

Le stroma globulaire doit se comporter comme une membrane semi-perméable ; le plasma et le contenu intraglobulaire sont au même degré de concentration moléculaire, ont un même point de congélation, sont isotoniques : il ne se produit pas d'échanges entre eux. Si la tension osmotique du milieu dans lequel sont plongés les globules vient à se modifier, il se produit des échanges pour rétablir l'équilibre moléculaire.

Dans un milieu hypertonique, un courant s'établit de l'intérieur vers l'extérieur, les globules perdent leur eau, se ratatinent en boules épineuses (Hamburger).

Si la tension osmotique du milieu extérieur vient à

baisser au contraire, le courant s'établit de l'extérieur vers l'intérieur, l'eau est absorbée par les globules ; ceux-ci se gonflent, ce que permettent de constater les examens microscopiques et les mensurations (Malassez), et leur stroma laisse diffuser l'hémoglobine dans le milieu ambiant.

Ainsi, cette condition physique, défaut d'isotonie du liquide ambiant, est la raison principale des altérations globulaires qui amènent l'issue de l'hémoglobine.

Mais, même dans un liquide isotonique, les globules rouges peuvent être altérés par des substances nocives, toxiques ou chimiques, ayant vis-à-vis d'eux une action destructive. Et si, peut-être, conditions physiques, agents chimiques ou toxiques agissent par le même processus d'ordre physique, on doit quand même distinguer :

L'hémolyse produite par un défaut d'isotonie du liquide ambiant, l'eau distillée réalisant le type des liquides globulicides ;

La destruction globulaire indépendante de l'isotonie, causée par des substances nocives pour le globule.

1º HÉMOLYSE PAR DÉFAUT D'ISOTONIE. — Lorsqu'on fait tomber une goutte de sang dans l'eau distillée, la traînée rouge perd son aspect nuageux, devient transparente, tout le liquide se colore en rose ou rouge limpide, l'hémolyse est complète ; si on examine le dépôt au microscope, les globules rouges apparaissent comme des corpuscules ronds, incolores, c'est le stroma qui a laissé diffuser l'hémoglobine. L'action de l'eau distillée cesse si on additionne le liquide d'un sel qui le ramène

au même degré de concentration moléculaire que le sérum de l'animal : ainsi dans une solution de NaCl à
9/1000, les globules conservent leur forme et leur aspect
normaux et dans le liquide rose mais opaque, les globules roulant les uns sur les autres dessinent des ondes
d'aspect soyeux.

C'est à Hamburger que l'on doit d'avoir appliqué aux
globules rouges les faits observés par De Vries de l'action de l'eau distillée et des solutions salines diverse-
ment concentrées sur les cellules végétales. Il remarqua
que les globules rouges plongés dans des solutions de
plus en plus diluées de NaCl et d'autres sels se gonflent
dès que la dilution atteint certaines limites, puis dans
les solutions inférieures laissent diffuser leur hémoglobine. Ce phénomène lui servit à déterminer la résistance
globulaire.

Il assimila le stroma globulaire à une membrane semi-
perméable et introduisit dans l'explication du phénomène de l'hémolyse les notions de pression osmotique
et d'équilibre moléculaire, admettant que les solutions
salines limites avaient une tension osmotique sensiblement égale au sérum normal de l'individu dans lequel
les globules rouges restent intacts.

Par d'autres méthodes (recherche du point de congélation, hématocrite de Hedin), Hamburger établissait
l'isotonie des solutions limites entre elles et avec les
sérums normaux.

Ainsi, les recherches de Hedin, de Kœppe, confir-
mant les travaux de Malassez, font qu'on « peut con-
sidérer comme un fait acquis que l'action conservatrice

ou destructive des solutions salées découle de leurs propriétés osmotiques et que la globulolyse qu'elles provoquent quand elles sont trop diluées est un phénomène d'ordre exclusivement physique. » (Nolf.)

La diffusion de l'hémoglobine dans le milieu extérieur succède au gonflement du protoplasma par l'eau qui a pénétré à travers la paroi globulaire : le stroma est distendu et, à un certain moment, la limite de son élasticité est dépassée, il éclate et l'hémoglobine est évacuée.

En réalité, les phénomènes sont plus complexes, comme le démontrent les recherches de Stewart, Rollet, et celles de Calugareanu et Victor Henri sur la conductibilité électrique du sang avant et après l'hémolyse. Ces auteurs ont montré que les sels qui forment avec l'hémoglobine le milieu intérieur du globule rouge peuvent sortir seuls en certains cas, ou inversement l'hémoglobine seule diffuse du stroma.

Ce fait serait contraire à la théorie de l'éclatement globulaire. Et Nolf admet que la sortie de l'hémoglobine est la conséquence non d'un éclatement du globule, mais d'une perméabilisation de la paroi à l'hémoglobine par suite de l'hydratation de cette paroi. « Normalement, la paroi de l'hématie est imperméable à l'hémoglobine, mais si par adjonction de l'eau, ou par d'autres moyens, on transforme le degré d'hydratation ou la structure physique ou chimique de cette paroi, cette imperméabilité peut disparaître, ce qui provoque la diffusion de l'hémoglobine à l'extérieur. » (Nolf.)

2° HÉMOLYSE PAR LES AGENTS GLOBULICIDES. — Ces substances hémolysantes sont divisées en deux catégories :

A. *Les unes agissent à la manière de l'eau distillée*, quel que soit le degré de concentration moléculaire de leurs solutions ; mais leur pouvoir cesse dans les solutions ramenées à l'isotonie par le NaCl (Gryns, Kœppe, Nolf, Hédon). Ce sont : l'urée, le chlorure d'ammonium, la glycérine, l'éther, le chloroforme, l'alcool. Hahn, dans un travail intéressant sur l'hémolyse par les acides, par la chaleur, a étudié aussi la puissance hémolytique de l'alcool et de l'hydrate de chloral. L'alcool produit une dissolution du globule rouge d'autant plus complète qu'il est plus concentré, et sa force destructive est augmentée du fait de l'addition de chloral hydraté. Cette action globulicide de l'alcool pourrait être constatée pratiquement chez les alcooliques, dont les globules rouges ont une résistance diminuée.

Toutes ces substances n'agissent pas d'une façon chimique, mais, d'après Nolf, l'urée, le chlorure d'ammonium déterminent d'abord une hydratation du stroma qui permet la diffusion de l'hémoglobine, et, si l'action est plus violente, la dissolution même de ce stroma.

B. *Les poisons hémolytiques proprement dits* produisent la globulolyse même en solutions salées isotoniques : tels sont les glycosides (la solanine, la digitaline, la saponine). L'action de ces substances, et de la solanine en particulier, est beaucoup plus violente sur les globules rouges en solution salée que dans le sérum sanguin (Kraus, Clairmont, Hideyo Noguchi). Le sérum joue là le rôle d'un puissant antihémolytique, de même que le lait et la cholestérine contre l'action hémolytique de la saponine. (Ranson.)

L'action antitoxique du sérum ne tient pas aux fonctions acides de celui-ci, comme admet Hédon, car les acides n'ont pas d'action protectrice contre les glycosides autres que la solanine ; mais ce pouvoir protecteur doit être rapporté à des albuminoïdes, et cette action est d'ordre physique ; elle n'est en rien modifiée par le chauffage à 60 ou 65°.

L'hémolyse par la saponine, étudiée récemment par Zangger, se manifeste contre les globules rouges des diverses espèces animales, mais leur sensibilité varie beaucoup. La courbe générale de la vitesse d'hémolyse monte d'abord très vite ; après dix minutes, la courbe ne monte que peu, surtout pour les globules tout à fait neufs.

A côté des glycosides, il faut ranger comme agents hémolytiques violents :

Les champignons.

Les poisons d'origine animale (serpent).

Les toxines microbiennes (toxine tétanique : Erlich — toxine pyocyanique : Bulloch et Hunter, Wemgeroff, Bregman — toxine staphylococcique : Neisser et Wechberg — toxine streptococcique : Besredka et Pane — toxine typhique : Lévy — toxines pesteuses : Bielonovosky), dont les différences au point de vue de la force hémolysante ont pu servir de diagnostic ; les cultures de vrais vibrions cholériques ne donnent pas d'hémolysine dans le liquide filtré, les vibrions cholériformes en donnent presque toujours (Meinicke) ; le bacille diphtérique donne naissance à une hémolysine, le pseudo-diphtérique n'en élabore aucune (Tsiklinskaïa).

Les substances chimiques (acide chromique, chlorate de potasse).

La bile, qui a une action moins nocive que les sels biliaires et le taurocholate de soude. Les substances hémolysantes contenues dans la bile varient d'une espèce à l'autre et même d'un individu à l'autre de la même espèce ; la bile est toxique non seulement pour les animaux d'autres espèces, mais pour ceux de l'espèce dont elle provient. Après injections de bile, le sérum devient très hémolytique, car les propriétés hémolytiques sont plus intenses que les qualités antihémolysantes dues à la cholestérine (M. A. Ruffer et Crendiropoulo).

Enfin les agents physiques violents : l'électricité, les températures de 56 et 60° provoquent la destruction globulaire, de même que la congélation ; et on connaît l'influence du froid dans la provocation d'une crise d'hémoglobinurie.

CHAPITRE II

Les sérums hémolytiques.

SÉRUMS D'ANIMAUX NEUFS. — Les tentatives thérapeutiques de transfusion de sang défibriné d'animal à homme avaient fait connaître l'action nocive des sérums pour les globules sanguins : les accidents étaient imputés en partie à la dissolution des hématies (Ponfick, Hayem) et à la production d'embolies constituées par des amas de globules rouges détruits (Landois).

Absolument assimilable aux *propriétés bactéricides* (Daremberg, Buchner), cette action nocive *in vivo* du sérum vis-à-vis des globules rouges du sang de certaines espèces étrangères peut s'observer *in vitro* (Landois, Hayem, Buchner, Camus et Gley). Mais cette propriété hémolytique est spécifique :

Le sérum d'anguille à une action extrêmement meurtrière vis-à-vis des globules rouges du lapin (Mosso, Camus et Gley, Kossel).

Le sérum de poule dissout fortement les globules rouges du lapin, tandis que le sérum de lapin agit peu sur

les hématies du cobaye et très faiblement sur les hématies du rat et de l'homme.

Les sangs d'animaux appartenant à un seul et même
genre n'ont pas d'action réciproque même si les animaux
sont d'espèce différente. Les sangs de l'homme et des
singes anthropomorphes sont inactifs les uns vis-à-vis
des autres : les singes anthropomorphes sont donc à ce
point de vue plus proches de l'homme que les autres
singes (Friedenthal). Chez les animaux à sang froid, les
hémolysines sont érythrolytiques et leucolytiques si
elles proviennent d'animaux ayant les deux espèces de
globules ; mais chez certains animaux dont le sang ne
contient que des globules blancs, les hémolysines font à
peu près totalement défaut (Hideyo Noguchi).

La puissance hémolytique d'un sérum vis-à-vis de
certains globules peut être augmentée par l'addition
d'un autre sérum : Mlle P. Cernovodeanu et Victor
Henri ont étudié l'hémolyse produite par les mélanges
de sérum et montré qu'elle était plus forte que la somme
des hémolyses de chacun des sérums séparément. Pour
ces auteurs, un sérum non hémolytique vis-à-vis de certains globules peut empêcher l'hémolyse de ces globules par un autre sérum ; quand un sérum est capable
d'hémolyser plusieurs espèces de globules en faisant
agir ce sérum sur un mélange de ces globules différents,
on a une hémolyse inférieure à la somme des hémolyses partielles correspondant à chaque espèce de globules.

Sérums hémolytiques obtenus par vaccination. —
Belfanti et Carbone, Metchnikoff et en particulier
Bordet ont montré que les propriétés hémolytiques du
sérum vis-à-vis d'une variété de globules rouges sont
augmentées par des injections préalables répétées de
globules rouges : l'inoculation au cobaye de sang défibriné de lapin détermine chez le cobaye l'apparition
d'un pouvoir hémolytique intense vis-à-vis des globules
rouges de lapin. Il ne s'agit là, comme l'ont montré
Metchnikoff et ses élèves, que d'une loi générale de réaction de l'organisme contre l'introduction d'éléments
étrangers quelconques par la production de cytotoxines :
sécrétions cellulaires donnant aux sérums leurs propriétés leucotoxiques, spermotoxiques, etc.. M. le professeur
Hutinel a dans une leçon inaugurale merveilleusement
exposé cette question.

Le sérum, hémolytique *in vitro*, est plus toxique *in
vivo* que le sérum neuf d'un animal de même espèce ;
injectés dans l'organisme de divers animaux à doses
massives, les sérums hémolytiques peuvent provoquer
la mort par action toxique. A l'autopsie, on trouve des
ruptures vasculaires, hémorragies, infarctus, hémoglobinurie, ictère ; dans le foie, des foyers de nécrose, dans
la moelle osseuse des dégénérations cellulaires ; toutes
ces altérations sont sous la dépendance des débris globulaires ainsi que des poisons hémolytiques (Fukuhara);
l'hémoglobine dissoute dans le sang est toujours moindre que celle qu'on constate *in vitro* (Batelli).

Cantacuzène qui a étudié l'action de doses moins bru-
tales, a trouvé chez les animaux injectés une diminution

du nombre des hématies et du taux de l'hémoglobine avec augmentation des hématoblastes. Injectés à faibles doses, ces sérums hémolytiques ont une action inverse : ils excitent la production des globules rouges, et Courmont et André ont utilisé cette action chez des anémiques. Mais si les injections sont faites à intervalles trop peu éloignés, elles donnent naissance à un mal progressif qui finit par emporter l'animal avec des phénomènes d'anémie accusée (Avrorov).

Il est possible d'augmenter les qualités hémolysantes des sérums par d'autres moyens : l'injection d'urine humaine saine ou albumineuse au lapin accroît la force globulicide de son sérum vis-à-vis des globules humains (Maïewsky) ; mais alors cette action n'est plus absolument spécifique et le sérum agit faiblement sur les globules rouges du cobaye (A. Ruffer et Crendiropoulo).

Par ingestion de sérum de sang de cheval, le sang des lapins, des cobayes, acquiert une activité hémolytique vis-à-vis des hématies du cheval (M. Schwartz).

On peut obtenir ces hémolysines artificielles par l'immunisation chez les animaux à sang froid même dépourvus de globules rouges (Hideyo Noguchi).

Il est intéressant de signaler la disparition rapide de la propriété hémolytique des sérums sous l'action du radium ; Jagn a étudié les effets de la radiation sur le sérum sanguin de cobaye immunisé contre les hématies de lapin : continuée 24 heures, la radiation n'exerce pas d'influence sur la sensibilisatrice ; continuée plus de 24 heures elle entrave l'action de la sensibilisatrice et du processus hémolytique. Après 48 heures, l'hémolyse fait défaut. Le sérum de lapin normal soumis à la radiation devient aussi inactif. Il en résulte que l'action du radium pendant 48 heures détruit la substance sensibilisatrice aussi bien que les alexines. La formaldéhyde, le chlorure de calcium arrêtent également ou atténuent le pouvoir hémolytique d'un sérum pour les corpuscules d'une autre espèce (Guthrie).

MÉCANISME DE L'HÉMOLYSE PAR LES SÉRUMS HÉMOLYTIQUES. — La puissance *cytotoxique* et *bactéricide* est due pour Buchner à la présence d'une substance détruite par le chauffage du sérum à 55° pendant une demi-heure : *l'alexine*, mais l'addition à ce sérum chauffé de sérum d'animal neuf quelconque dépourvu de pouvoir cytolytique suffit pour faire réapparaître dans le sérum la propriété cytolytique. Car le chauffage à 55° a laissé intacte dans le sérum une autre substance : la *sensibilisatrice*; des microbes ou cellules, analogues à ceux qui ont servi à vacciner l'animal ne sont pas détruits par le sérum d'animal vacciné chauffé à 55°, mais ils sont *sensibilisés*, et si on les met en présence de sérum d'animal *neuf quelconque*, incapable par lui-même de les attaquer, ils sont détruits.

Cette sensibilisation des éléments est due à ce que pendant leur présence dans le sérum chauffé, ils ont *fixé* la sensibilisatrice du sérum (Ehrlich et Morgenroth) fixation énergique à la façon d'une étoffe fixant une teinture (Bordet) rendant les éléments (microbes ou cellules) vulnérables vis-à-vis de l'alexine du sérum neuf. Ainsi par exemple : un cobaye a reçu des injections de globules rouges de lapin, son sérum est devenu hémolysant pour ces globules. Ces globules de lapin mis en présence de sérum de cobaye chauffé à 58° sont sensibilisés et aussi facilement détruits si on ajoute du sérum neuf de cobaye ou même d'autres sérums neufs comme le sérum humain par exemple. *Sensibilisés*, les globules rouges sont devenus *perméables* à une série d'alexines provenant d'animaux divers.

Ainsi, comme l'a montré Buchner, il y a dans le sérum des animaux vaccinés deux substances différentes :

L'une *thermolabile*, détruite à 55°, banale, présente à des degrés divers dans tout sérum normal : *l'alexine* de Buchner (cytase de Metchnikoff, complément d'Ehrlich).

L'autre *thermostabile*, résistante à la chaleur, spécifique, n'existe que dans le sérum d'animal vacciné (et aussi dans quelques sérums cytolytiques d'animaux sains, mais beaucoup moins puissante) et n'a de pouvoir que sur les corps de même espèce que ceux qui ont servi à la vaccination : *sensibilisatrice* de Bordet (amboceptor, Swischenkörper d'Ehrlich, fixateur, (Metchnikoff), préparateur (Max Grüber).

« Ces deux substances existent côte à côte dans le même sérum, combinant leur action pour un même but, puissantes quand elles sont unies, impuissantes quand elles sont isolées ». « Alexine et sensibilisatrice se prêtent un mutuel appui, l'une ne peut rien sans l'autre ». Mais l'alexine est la partie *la plus sensible*, influencée par une foule de causes, tandis que la sensibilisatrice reste *fixe* : mais c'est l'alexine qui a la plus grande importance dans la lutte de l'organisme. L'organisme envahi par un corps étranger réagit contre lui, microbe ou cellule, par la production d'une sensibilisatrice spécifique qui dirige l'action de l'alexine normale du sérum contre le corps étranger : et suivant la vaccination microbienne ou cellulaire le sérum devient bactériolytique ou cytolytique.

Mais quel que soit le mécanisme de l'activité du sérum, lorsqu'elle est hémolysante, pour les globules le résultat est le suivant : le stroma s'altère, l'hémoglobine diffuse, il n'y a pas besoin d'une digestion de l'hémoglobine par l'alexine (comme le croit Buchner), mais d'une perméabilisation de la paroi par augmentation de son affinité pour l'eau (Nolf) qui peut dès lors laisser diffuser son contenu.

Unité ou plurité des alexines. — L'alexine ou cytase, fragile, détruite à 55°, exerce indifféremment son action sur les microbes ou les cellules ; elle est *une*, capable de détruire un microbe ou un autre, une cellule ou une autre, suivant qu'elle est aidée par une sensibilisatrice appropriée (Buchner, Bordet, Max Gruber). C'est, du reste, sur les preuves qu'a données Bordet de cette unité au moins fonctionnelle qu'est basée la *réaction de fixation* de Bordet.

Pour Metchnikoff, au contraire, il y a deux cytases :

La macrocytase, d'origine lymphoïde, dérivée des mononucléaires macrophages, ferment cytolytique ; la

lymphe a du reste un pouvoir hémolytique presque
aussi marqué que le sérum sanguin. (Battelli.)

La microcytase, d'origine moelle osseuse, source des
polynucléaires microphages, ferment bactériolytique.
(Tassarewitch, Remy.)

Neisser et Wechsberg admettent même la *pluralité*
des cytases bactériolytiques et cytolytiques, car ils montrent qu'un sérum dont la propriété bactéricide a été
épuisée par le contrat de certains microbes a pourtant
conservé son pouvoir hémolytique.

De même Ehrlich et Morgenroth s'appuient sur des
faits pour admettre la pluralité des cytases bactériolytiques et cytolytiques, diverses et respectivement adap-
tées à tel ou tel élément cellulaire ou microbien qui
sont soumis à l'action du sérum.

NATURE DES ALEXINES. — Probablement de nature
albuminoïde, les alexines sont des ferments certainement
d'origine cellulaire :

Buchner, Rehns, les font sécréter par les leucocytes
vivants ; elles existent dans la glande thyroïde, dans le
jus musculaire, l'épithélium rénal, la rate, les capsules
surrénales, le foie, les ganglions lymphatiques (Turro),
et le plasma du sang circulant contiendrait de l'alexine
(Ehrlich et ses élèves, Salvioli, Max Grüber) autant et
plus même que le sérum (Falloise). Ainsi les propriétés
bactéricides seraient liées intimement à la présence de
ce principe, l'alexine, qui jouerait un rôle actif et pré-
pondérant dans l'organisme jouissant de l'immunité :
théorie-humorale pour laquelle les humeurs elles-mêmes

veillent à la désinfection de l'organisme. (Buchner, Pfeiffer.)

Pour Metchnikoff, au contraire, l'alexine serait un ferment endo-cellulaire, elle n'existerait jamais dans le plasma et ne sortirait des leucocytes que lorsque ces derniers sont altérés, surtout pendant la coagulation (expériences de Gengou, Mioni, Herman, Levaditi); le rôle principal de la défense de l'organisme appartiendrait à la phagocytose : *théorie cellulaire*. (Metchnikoff et ses élèves, Zabolotnoff.)

Récemment Cernovodeanu et Victor Henri sont venus discuter l'existence de l'alexine; ils admettent que dans le sérum chauffé à 56° les colloïdes se trouvent dans un état de stabilité inférieure à celle du sérum normal : il n'y aurait pas dans les sérums une alexine et une sensibilisatrice, mais une seule substance dont le chauffage modifierait peu à peu l'état physique.

Caractères des sensibilisatrices. — Les sensibilisatrices peuvent être dans un même sérum aussi nombreuses qu'il y a eu de corps inoculés. Mais chez certains animaux neufs dont le sérum a un pouvoir cytolytique sur certaines cellules, on s'est demandé s'il n'existait pas dans ces sérums des sensibilisatrices permettant l'action de l'alexine. Bordet ne les admet pas, ou en tout cas dénuées d'activité : la sensibilisatrice n'est qu'un mordant, qui s'attache au corps étranger et favorise l'absorption de l'alexine, mais n'est pas indispensable à la bactériolyse et à la cytolyse.

Pour Ehrlich et Morgenroth, au contraire, les sensibilisatrices sont indispensables à la bactériolyse et à la cytolyse et Pagniez a mis en évidence dans le sérum humain normal la présence d'une sensibilisatrice. Le sérum de chien en contient une très active contre le bacille charbonneux.

Les quantités respectives d'alexine et de sensibilisatrice d'un sérum ne sont pas indifférentes pour obtenir le maximum d'effet hémolytique : Mioni, dans les sérums neufs, L. Remy, ont étudié les différences de l'intensité de phénomènes d'hémolyse obtenues en faisant varier les proportions des deux subtances. Mioni a observé que lorsque l'alexine n'est pas en excès dans un sérum on peut augmenter l'effet hémolytique en augmentant progressivement la dose de sensibilisatrice, mais au-delà d'une certaine limite, l'addition de nouvelles quantités de sensibilisatrice diminue l'effet hémolytique.

Ce phénomène, analogue à celui de Neisser et Wechsberg qui montrent l'influence empêchante exercée sur la bactériolyse par l'intervention d'une quantité exagérée de sensibilisatrice, lorsque la dose d'alexine est assez faible, a été mis en évidence pour l'hémolyse par Frederick P. Gay. Un excès de sensibilisatrice protège bien les globules en provoquant une déviation de l'alexine non utilisée dans sa totalité à la destruction des globules, mais il ne s'agit pas d'une absorption de l'alexine par une certaine quantité de la sensibilisatrice persistant dans le liquide, mais la fixation de l'alexine est opérée par un précipité sensibilisé qui fait concurrence aux globules pour la possession de cette matière active ; pour F. Gay le phénomène de Neisser et Wechsberg ne s'observerait pas si on employait des globules absolument débarrassés par lavages du sérum qui les baignait dans le sang originel.

La connaissance des propriétés bactéricides et cytolytiques du sérum et la théorie de l'unité de l'alexine de Bordet et Gengou ont été appliquées au diagnostic de la typhoïde ; mais la réaction de fixation de Bordet, qui constitue un véritable diagnostic pour la typhoïde, n'a pu encore être appliquée au diagnostic de la tuberculose.

Antihémolysines. — Mais ces sérums dont nous avons étudié les propriétés destructives, possèdent des pouvoirs inverses : l'injection à un animal sain de sérum cytotoxique, hémolytique ou autre détermine une réaction défensive, c'est-à-dire une *anticytotoxine* ou *antihémotoxine* : celle-ci empêchera *in vivo* et *in vitro* un sérum hémolytique de dissoudre les globules rouges mis à son contact.

De même le sérum d'un animal normal injecté à plusieurs reprises à un animal d'une autre espèce détermine chez ce dernier la production d'un antisérum : Camus et Gley, Kossel ont ainsi démontré qu'un lapin traité avec des doses croissantes de sérum d'anguille s'accoutume à ce sérum et son propre sérum empêchera l'action nocive du sérum d'anguille sur les globules rouges du lapin. Et cette action anticytotoxique se manifeste à la suite de l'inoculation de tout sérum.

Il existe même dans le sang de l'homme et des animaux

non préparés des antitoxines naturelles : Pagniez a nette-
ment montré la présence dans le sérum humain d'une
antihémolysine : et il existerait même une auto-antisen-
sibilisatrice qui protégerait les globules (expériences de
Besredka), cette substance supposant l'existence anté-
rieure d'une autosensibilisatrice qu'il est possible de
mettre en évidence dans certains cas (Pagniez).

Ainsi dans un sérum existerait une sorte d'équilibre
entre une substance destructive (autosensibilisatrice) et
une ou plusieurs substances qui la neutralisent : Le
sérum d'un individu demeure le meilleur milieu conser-
vateur pour ses propres globules. *In vitro,* dans le sang
défibriné conservé aseptiquement, l'autolyse spontanée
ne se fait qu'après plusieurs jours ; elle est accélérée par
la chaleur (Limbeck, Nolf, Schur, Manca et Catterina).
In vivo, les propriétés isohémolytiques qui se dévelop-
pent pour la destruction des hématies, des leucocytes
vieillis ne peuvent être démontrées dans ce sérum, parce
que le développement immédiat des antiisohémolysines
empêche de les déceler.

Cependant dans les hémorragies sous arachnoïdiennes,
Froin a pu surprendre les réactions cellulaires qui accompagnent le processus de résorption sanguine et montrer
à quelles variétés d'élément blanc sont dévolus les phénomènes successifs et contraires de globulolyse et
d'antiglobulolyse.

Toutes ces données ne sont donc pas seulement
des vues théoriques, mais elles ont reçu des preuves
cliniques et thérapeutiques. Elles ont servi à éclairer le
mécanisme de l'hémoglobinémie et ses rapports avec le

syndrome de l'hémoglobinurie. L'hématolyse expérimentale a permis de suivre les stades qui mènent à l'hémoglobinurie : Lesné et Ravaut ont montré les rapports qui existent entre l'hémoglobinurie, la cholurie et l'urobilinurie. L'injection intra-veineuse d'eau distillée, l'injection dans le péritoine du lapin de sang défibriné du même animal, ou mieux l'injection de sérum hémolytique préparé, déterminent, à faible dose, de l'urobilinurie seule, à dose plus forte, de l'urobilinurie et de la cholurie, à dose plus élevée encore, de l'hémoglobinurie.

Mais les théories qui ont été proposées pour expliquer les hémoglobinuries ne peuvent s'appliquer à tous les cas ; le problème vient d'être éclairci par une démonstration thérapeutique du mécanisme intime des attaques d'hémoglobinurie : Pour Widal et Rostaine, les crises d'hémoglobinurie sont dues à une insuffisance dans le sang des malades d'antisensibilisatrice ; par l'injection d'un sérum antisensibilisateur spécifique, ils arrivent à empêcher l'attaque de se produire.

CHAPITRE III

L'alexine et le pouvoir hémolytique
du sérum humain.

Pour étudier les propriétés hémolytiques du sérum humain, on a surtout utilisé son action globulicide sur les globules du lapin. Car le *pouvoir hémolytique* du sérum humain sur *les hématies de l'homme* ne paraît exister que dans des circonstances tout à fait exceptionnelles. Cependant, Maragliano avait signalé le fait que le sérum de quelques malades pouvait altérer *in vitro* le globules d'un individu sain, en donnant une teinte verdâtre au sérum. Ascoli a signalé l'hémolyse produite par un sérum de typhique.

Pagniez a rapporté des cas intéressants montrant la perméabilité du globule humain dans certaines conditions à l'alexine humaine, cette puissance hémolytique pouvant apparaître non seulement dans le sérum mais dans des liquides d'ascite et de pleurésie. Santini et Romani relatent ce pouvoir isohémolytique comme un fait exceptionnel dans les états extrêmement faibles, quasi incurables. G. A. Petrone a trouvé une action isolytique faible avec le sang périphérique, plus forte avec le sang de la rate dans un cas d'anémie splénique, et aussi dans un cas de splénomégalie palustre. Ces deux cas viendraient à l'appui des théories qui considèrent la rate comme le lieu d'origine des substances hémolytiques dans les maladies de la rate. Le même auteur a trouvé une action isolytique bien accentuée dans des cas de néphrite, péritonite. Dans le sang de malades atteints d'anémie pernicieuse, Litten et Michaelis ont en vain cherché des hémolysines capables de détruire les hématies du sujet *in vitro*, ce qui ne permet pas de supposer que l'anémie pernicieuse soit produite par un poison sanguin de la famille des hémolysines.

Mais, dans ces cas, il faut avoir recours, pour faire apparaître cette propriété hémolytique, à du sérum *de malades*.

Chez l'homme sain, le sérum est hémolysant pour *les hématies du lapin* et il transmet *aux exsudats pathologiques* (pleurésies, ascites) ces propriétés hémolytiques que n'ont pas les sérosités d'œdème et d'hydrothorax (Pagniez, Strauss et W. Wolff, Santini et Romani) ; différence qu'ont utilisée certains auteurs pour faire le diagnostic différentiel des exsudats et des transsudats (Grollo Antonio) et même de la nature des épanchements. Pour Hedinger les liquides d'ascites inflammatoires auraient un pouvoir hémolytique diminué qui persisterait parfait dans les ascites non inflammatoires.

Mais les recherches les plus intéressantes portent sur l'action du sérum humain sur les globules du lapin.

Lorsqu'on met une goutte de globules du lapin dans du
sérum humain normal, les globules d'abord fortement
agglutinés sont bientôt détruits. Ce pouvoir hémolysant
du sérum pour les hématies du lapin favorisé à 37° disparaît après un quart d'heure à 55° et est temporaire-
ment entravé par l'abaissement à 0°.

« Ces deux phénomènes sont caractéristiques entre
autres des substances auxquelles on donne le nom
d'alexines. L'hémolyse des globules du lapin nous permet donc de mettre en évidence l'alexine du sérum humain. On doit d'abord se demander si l'hémolyse ainsi
obtenue est le fait de l'alexine seule ou l'expression de
l'action combinée de deux substances : une alexine et
une sensibilisatrice. La chose n'est pas encore nette-
ment déterminée pour tous les sérums neufs d'animaux
et certains sérums, celui d'anguille, entre autres, pa-
raissent actifs sans l'intermédiaire d'une sensibilisatrice ». Dans le sérum humain, « cette action hémolysante est le résultat de l'action combinée de l'alexine et
d'une sensibilisatrice paraissant exister en quantité pro-
portionnelle et dès lors l'hémolyse doit avoir lieu
jusqu'à épuisement de l'alexine. L'hémolyse pouvant
nous servir de réactif pour reconnaître la présence de
l'alexine nous pouvons chercher si cette substance ne disparaît jamais du sérum chez l'homme au cours des maladies (Pagniez) ». L'énergie de la réaction hémolytique,
toutes choses égales d'ailleurs, dépend complètement
de la richesse en alexine (Goussev).

Chez l'animal. — L'alexine est en quantité à peu près *fixe* dans le sang des animaux neufs ou vaccinés, pour Bordet. C'est au cours d'infections expérimentales qu'on a étudié les variations du pouvoir bactéricide, mais les résultats sont contradictoires :

Pour Lubarsch, Niessen, Denys et Kaisin, la propriété microbicide disparaîtrait au cours de l'infection expérimentale.

Pour Ostrianine, Conradi, les modifications seraient minimes ou nulles.

L'introduction rapide d'alcool par voie gastrique chez le lapin provoque une diminution dans le sang du complément hémolytique. Et la diminution du complément dans ces cas rend les animaux plus susceptibles à l'action des sangs étrangers (Abott).

Chez les animaux splénectomisés, le pouvoir hémolytique du sérum devient plus énergique ; cette augmentation dépendrait de la leucocytose consécutive à la splénectomie ainsi que des lésions accusées de la moelle osseuse qui augmenteraient le pouvoir hématopoïétique (Jakouchevitch).

Cependant l'hyperleucocytose polynucléaire provoquée chez le chien ne fait pas varier le pouvoir cytotoxique ; les leucocytes ne seraient par les seuls porteurs d'alexines, ou s'ils en sont chargés, ils ne les abandonnent pas dans le sérum (Falloise et Dubois).

L'inanition prolongée n'influe pas de façon appréciable sur le pouvoir hémolytique naturel du sérum de poulet sur les globules de lapin (Bizzorero).

Chez l'homme normal. — La quantité d'alexine variable avec chaque individu ne varie que dans des limites assez étroites (Pagniez). Chez 14 sujets sains, Goussev a trouvé la quantité également variable d'un cas à l'autre, et semblant dépendre de l'état général de la nutrition.

A l'état pathologique. — Jamais Pagniez n'a vu disparaître l'alexine du sérum même au cours des maladies infectieuses graves, mortelles, mais il a constaté de grandes variabilités. La quantité d'alexine peut varier au cours d'une même maladie, et ces variationsse font sans règle aucune. Le sérum le plus pauvre qu'ait observé cet auteur est celui d'un malade atteint d'anémie pernicieuse; la plus forte augmentation concerne une fille épileptique en état de mal : cet accroissement de la quantité d'alexine est à rapprocher de l'hypertoxicité du sérum des épileptiques démontrée par Lesné par les injections intra-cérébrales au cobaye.

Neisser et Dœring au contraire trouvent la quantité d'alexine assez fixe chez 20 malades observés; ils signalent seulement sa diminution dans un cas de coma.

Mais la plupart des auteurs qui ont étudié l'alexine humaine ont observé de grandes variations, et cependant dans beaucoup d'affections il est permis de rapprocher les résultats et de donner une réaction presque identique et constante: l'oscillation de la quantité d'alexine semble être en rapport avec la pathogénie du processus infectieux.

Dans un travail sur les alexines du sérum humain, Goussev a étudié le sérum au point de vue des cytases et de ses propriétés hémolytiques dans 69 cas, en prenant pour point de départ l'identité des hémocytases et des bactériocytases ; comme mesure de l'énergie hémolytique il a pris la quantité d'hémoglobine mise en liberté en un temps donné par les hématies dissoutes et s'est servi de l'hémomètre de Fleischel et du sphectrophotomètre de Glan.

DANS LA PNEUMONIE. — Dans les neuf cas examinés, Goussev a trouvé la quantité des alexines relativement élevée d'une façon générale ; Wenstrand a constaté également cet accroissement qui persiste tant que l'état du malade est relativement favorable.

Au cours de la pneumonie, la quantité des alexines *s'élève*, et atteint le maximum au moment où la maladie commence à marcher vers la résolution. Après la résolution, elle *diminue* de façon plus ou moins brusque suivant le caractère de cette résolution. Après cette diminution, la quantité reste stationnaire ou augmente un peu ; on peut donc supposer que les alexines sont employées pour la destruction de l'infection au moment de la crise, puisque c'est à cette époque que se produit l'accroissement de leur quantité.

Dans les cas graves, avec issue mortelle, on n'observe pas d'augmentation des alexines, et les deux courbes, leucocytose et teneur en alexines, sont très différentes ; au contraire, d'après Goussev, dans les autres cas, les oscillations leucocytaires correspondent aux oscillations de la quantité des alexines, mais sans qu'il y ait de parallélisme complet.

En somme la quantité d'alexines ne dépend pas du nombre total des globules blancs : ce qui importe, c'est leur aptitude physiologique à produire le ferment hémolytique. Peut-être aussi la teneur en compléments dépend-elle de la sécrétion d'autres éléments cellulaires (Kentzler) ?

Dans d'autres maladies infectieuses :

LE RHUMATISME ARTICULAIRE AIGU,

LA GRIPPE,

LE TYPHUS EXANTHÉMATIQUE,

Goussev a constaté une *élévation* de la quantité des alexines. Dans un cas de DYSENTERIE avec issue mortelle, la teneur du sérum était *très faible* et cependant la leucocytose était très marquée.

DANS LA TYPHOÏDE (Halpern, Wenstrand) dans L'ÉRYSIPÈLE, tant que l'état du malade est favorable (Wenstrand) la quantité d'alexine est *augmentée*.

Dans un cas de typhoïde, aux trois examens pratiqués pendant la période fébrile, nous avons nous-même constaté un pouvoir hémolytique *très marqué*.

Dans 17 cas de TUBERCULOSE PULMONAIRE, Goussev constate une *élévation* parfois considérable de la quantité des alexines ; mais dans les cas dont l'issue fatale est imminente, soit par les progrès de la tuberculose, soit du fait d'une complication, cette augmentation n'existe pas, et à l'agonie, elle est inférieure à la normale. Il n'existe aucune coïncidence entre la courbe de l'alexine et celle de la leucocytose. Dans certains cas, le dosage des cytases pourrait servir au diagnostic et au pronostic de la tuberculose.

Kentzler, dans un travail sur la capacité du sang en compléments dans les différentes formes de tuberculose pulmonaire, n'a pas remarqué de différences bien tranchées avec la normale. Il y aurait plutôt une *légère diminution* dans les trois périodes, plus marquée dans les tuberculoses au second degré.

Dans quatre cas de bacillose pulmonaire (infiltration bilatérale — ramollissement bilatéral avec bon état général et peu de température — ramollissement bilatéral avec bronchite diffuse et fièvre — tuberculose à marche aiguë et hémoptysie) le pouvoir hémolytique nous a paru un peu au-dessous de la normale.

Dans trois cas de PLEURÉSIE SÉRO-FIBRINEUSE primitive, nous avons observé une tendance à la *diminution*.

Dans la MALARIA, pour Goussev, la quantité des alexines subit une *augmentation* avant le frisson ou après l'accès, et une *diminution* pendant l'acmé de la fièvre et la sudation.

Dans la FIÈVRE RÉCURRENTE, la quantité des alexines s'élève pendant les accès fébriles, et s'abaisse parfois notablement après le début de la crise. Au cours de la première apyrexie, la courbe remonte à la normale et la dépasse. Cette élévation persiste plusieurs jours. Au bout du deuxième accès de fièvre, la courbe revient à la normale, s'abaisse après la deuxième crise et se relève rapidement pendant la convalescence où elle atteint son maximum (A. Melkihk et J. Kaliapine).

Diminuée dans l'ANÉMIE, la quantité d'alexines est à peine *augmentée* dans la LEUCÉMIE, malgré la leucocytose.

Dans la MALADIE DE WERLHOFF, l'ANÉMIE PERNICIEUSE, Halpern a trouvé la réaction hémolytique *normale*.

Dans le DIABÈTE, les NÉOPLASMES, la quantité des alexines *diminue*.

Dans les NÉPHRITES, elle serait *normale* ; elle augmenterait dans l'urémie pour Goussev ; elle subirait de grandes variations pour Senator, variations du reste inconstantes même chez les urémiques qui succombent. Au contraire, pour Hedinger, Wenstrand, dans l'URÉMIE, la valeur en alexines du sérum sanguin est *diminuée*, et présente des modifications sur lesquelles ont insisté Neisser et Dœring. Au cours des néphrites, le sérum conserve ses propriétés hémolysantes ordinaires, pour les globules de lapin ; l'hémolyse se produit également lorsque dans le sérum chauffé une demi-heure à 50°, on ajoute du sérum neuf. Le sérum d'urémiques se comporte autrement : le sérum non modifié provoque bien l'hémolyse, mais celle-ci fait défaut si à ce sérum non modifié on ajoute un centimètre cube de sérum chauffé pour un centimètre cube de sérum neuf. Hedinger a même constaté la suppression complète du pouvoir hémolytique du sérum des urémiques.

Peut-être faut-il faire intervenir une antihémolysine, ou bien l'alexine et la sensibilisatrice sont-elles en proportions anormales ce qui explique que par augmentation de l'une ou de l'autre, on arrive à faire apparaître la lysine ? En tout cas les modifications du pouvoir hémolytique du sérum des urémiques sont spécifiques et permettent de distinguer cliniquement l'urémie des complexus qui la simulent.

Dans les MALADIES CHRONIQUES, affections cardiaques, néphrites, cirrhoses, Warfield Longcope a étudié les alexines mais au point de vue bactériolytique : il a constaté leur diminution parfois très prononcée, surtout à la période finale de ces affections, si bien que l'organisme ne semblait plus protégé contre les bactéries. Et dans ces cas, tous les compléments bactériolytiques sont altérés, quoique dans des proportions différentes, tandis que dans les maladies aigues, la diminution des compléments bactériolytiques porte sur les spécifiques, compléments bactériolytiques de l'agent causal de la maladie.

De tous ces faits, il est permis de conclure que :

La quantité des alexines en cours des affections qui sont susceptibles de l'altérer, subit des modifications extrêmement variables : dans certains cas, elle augmente d'une façon appréciable, tandis qu'elle diminue dans d'autres.

Malgré ces variations, et à cause d'elles, l'oscillation de la quantité des alexines a selon toute vraisemblance des rapports étroits avec la pathogénie des processus infectieux.

La quantité des alexines ne correspond pas toujours au nombre des globules blancs.

Dans presque toutes les maladies infectieuses aiguës, la quantité des alexines subit dès le début un accroissement, et diminue pour revenir à la normale à mesure que s'atténue l'influence microbienne.

Ces constatations viennent appuyer les théories qui attribuent aux humeurs un rôle important dans les phénomènes de défense de l'organisme, et qui admettent que les alexines prennent une grande part à la lutte contre les agents microbiens.

L'augmentation de la teneur en alexines du sérum sanguin, ne serait qu'une réaction défensive contre l'envahisseur, et ses défaillances indiqueraient une défaite à redouter. Et ces suppositions sont appuyées également par la majorité des faits ; presque tous les auteurs ont signalé la faiblesse des alexines aux approches de la mort ou dans les affections très graves, et ainsi leur recherche prendrait l'importance d'une véritable investigation clinique qui servirait de pronostic dans certains cas.

L'ALEXINE ET LE POUVOIR HÉMOLYTIQUE DU SÉRUM
CHEZ L'ENFANT

Toutes les recherches précédentes concernant la quantité d'alexine et le pouvoir hémolytique du sérum sanguin ont été pratiquées chez l'adulte normal ou atteint d'affections diverses.

Chez l'enfant, ce n'est qu'à l'occasion d'autres recherches qu'on s'est occupé de cette question.

Chez l'animal, Bertino a constaté que les lysines artificielles passent de la mère aux fœtus renfermés dans l'utérus quand la mère est vaccinée pendant la gestation. Mais elles ne passent pas quand la vaccination a précédé la gestation. De même elles ne se transmettent pas à un degré égal de la mère à tous les fœtus d'une même portée, et elles ne passent pas de la mère à l'enfant par l'allaitement.

Cependant Moro pense que le lait contient des alexines et il se fonde sur le fait suivant :

Ni le lait de vache, ni le lait de femme ne possèdent de propriétés hémolytiques, mais le sérum des enfants élevés au sein possède un pouvoir bactéricide et hémolytique notablement plus grand que ceux du sérum des enfants nourris artificiellement.

Chez le même enfant nourri d'abord au sein puis au

lait de vache, le pouvoir bactéricide du sérum est plus marqué pendant la première période que pendant la seconde.

Et cette différence ne viendrait pas de ce que les enfants au biberon sont moins forts que ceux nourris au sein parce qu'ils digèrent et assimilent moins bien : Moro a trouvé le sérum d'un enfant débile mais nourri au sein riche en alexines. Moro remarque que le sérum des nouveaux-nés après les premières tétées est plus bactéricide que le sérum placentaire. Et il émet l'hypothèse que les alexines du sérum viennent du lait de la nourrice dans lequel nous ne pouvons les mettre en évidence : ce liquide contiendrait peut être des substances alexigènes combinées avec la caséine, fonction de la glande mammaire qui trouvent dans l'organisme le complément indispensable pour se transformer en alexines : ce sont des hypothèses que ne peut admettre Schütz.

Cet auteur, dans un travail très intéressant sur l'immunité naturelle de l'enfant dans la première année a examiné la puissance de protection du suc gastrique des nouveaux nés contre les poisons bactériens. Dans une série d'expériences, l'auteur montre que la propriété du suc gastrique de neutraliser la toxine diphtérique est individuellement variable, et indépendante de l'âge et du mode d'alimentation.

Cette activité n'est pas due par conséquent au lait de la femme qui ne possède aucune énergie antitoxique contre le poison diphtérique : deux fois seulement

sur douze examens, Schütz a constaté le pouvoir antitoxique du lait de femme.

Outre son immunité congénitale, l'enfant possède une
immunité naturelle qui est tout à fait indépendante du
mode de nourriture. Pour Fischl et Wunscheim même,
le sérum du sang des nouveau-nés ne perdrait pas son
énergie antitoxique après une heure à 55° ou une demi-
heure à 65°. Ce pouvoir ne pourrait donc être dû à
l'alexine.

Il nous a semblé intéressant de rechercher la quantité
d'alexine libre contenue dans le sérum d'enfants sains
ou atteints d'affections diverses : nous espérions que
dans un organisme nouveau, comme celui de l'enfant,
aux réactions rapides et franches, la mesure de la puissance hémolytique du sérum sanguin pourrait nous
donner des indications plus précises sur les variations de
l'alexine en lutte contre les agents microbiens. Les
modifications apportées par les intoxications ou les
attaques microbiennes antérieures, presque constantes
chez l'adulte, et susceptibles d'apporter des modifications plus grandes, sont au moins chez l'enfant plus
rares ou atténuées.

Dans une communication faite à la Société de pédiatrie en collaboration avec notre maître M. Lesné, nous
avons exposé la technique que nous avons employée et
une partie de nos résultats.

Technique. — Pour étudier la puissance hémolytique
du sérum des enfants, nous avons recueilli le sang par
piqûre du doigt ou pose d'une ventouse scarifiée après

désinfection de la peau à l'alcool et évaporation rigou-
reuse, sans emploi d'antiseptique. Le sang est alors
centrifugé ou laissé au repos pendant quelques heures
pour séparer le sérum du caillot.

Le sérum, suivant la méthode employée par Pagniez
est essayé de la façon suivante :

Plusieurs petits tubes à fond plat contenant chacun
5 centimètres cubes d'une solution de chlorure de
sodium à 7 p. 1000, c'est-à-dire légèrement hypertonique par rapport au sérum sanguin et rendant ainsi le
globule rouge gonflé un peu plus vulnérable reçoivent
un nombre déterminé de gouttes du sérum à essayer :
2, 4, 6, 8, 10, 12, 14 etc., gouttes ; puis on laisse tomber dans chaque tube une goutte de globules rouges
de lapin recueillie avec une pipette jumelle de façon
que les gouttes de sérum et de globules soient sem-
blables. On emploie de préférence les hématies du lapin
parce qu'ils sont plus vulnérables et d'une résistance
globulaire plus invariable que ceux d'autres animaux.
Le sang pris dans une veine de l'oreille a été recueilli
dans de l'eau salée isotonique, puis lavé à deux ou trois
reprises et centrifugé, et ainsi les globules rouges se
trouvent réunis au fond du tube effilé, et peuvent être
aspirés dans la pipette.

On agite les tubes pour bien mélanger les globules et
le sérum et on porte à l'étuve à 37° pendant deux heures,
ce qui favorise considérablement le phénomène.

On centrifuge alors, et on juge le pouvoir hémolytique
du sérum employé. S'il n'y a pas d'hémolyse, le mélange est clair, limpide et les globules forment au fond

du tube un dépôt en pain à cacheter. S'il y a hémolyse, le liquide est laqué et le dépôt est peu abondant ; s'il n'existe aucun dépôt avec liquide uniformément rouge, l'hémolyse est complète.

Ce phénomène, *dû à l'alexine*, disparaît dans le sérum d'enfant comme dans celui d'adulte, par chauffage pendant un quart d'heure à 55-58° et s'atténue dans de grandes proportions quand le sérum est conservé depuis plusieurs jours même en un endroit frais, d'où la nécessité d'employer pour faire ces recherches des sérums recueillis au plus depuis vingt-quatre heures.

Victor Henri a étudié d'une façon précise quelques règles qui présidaient au phénomène de l'hématolyse. Pour lui, la vitesse d'hémolyse est indépendante de la quantité de globules rouges mis en contact avec une quantité donnée de sérum ; une quantité donnée de sérum n'est capable d'hémolyser qu'une quantité limitée de globules rouges, quel que soit leur degré de concentration (Halpern). La vitesse de l'hémolyse, qui très lente dans les cinq à dix premières minutes, augmente rapidement pour se ralentir ensuite régulièrement jusqu'à la fin, augmente rapidement lorsqu'on augmente la quantité de sérum, et plus rapidement que la quantité de sérum.

Chez l'enfant normal de 5 à 12 ans, la quantité d'alexine nous a paru moins considérable que chez l'adulte ; il nous a fallu toujours dans les huit cas que nous avons examinés 3 gouttes de sérum au moins pour obtenir un début d'hémolyse, et celle-ci n'était complète qu'à 8 ou 12 gouttes.

Pagniez, au contraire, chez sept adultes normaux de 33 à 50 ans a obtenu une destruction totale, ou presque totale, des globules rouges avec 4 gouttes dans cinq cas et une hémolyse forte avec 3 gouttes dans six cas. D'après lui le sérum d'individus normaux détruit *in vitro* une goutte de sang de lapin à la dose de 5 gouttes environ pour 5 centimètres cubes de solution de NaCl à 7 p. 1.000. Comme chez l'adulte, la quantité d'alexine varie chez l'enfant normal, mais dans des limites assez étroites il est vrai, comme nous l'ont montré nos recherches chez le même sujet à plusieurs reprises différentes.

A l'état pathologique. — Admettant donc comme normale l'hémolyse débutant à 4 gouttes et complète à 10 ou 12 gouttes, nous avons étudié le pouvoir hémolytique du sérum au cours de différentes affections chez les enfants de 10 mois à 15 ans, et voici les résultats de nos observations.

Grippe :

Deux cas : hémolyse *normale*.

1° N° 15. H. Roger.

Otalgie grippale. — IV gouttes : début d'hémolyse.

VI gouttes : H marquée.

IX gouttes : destruction presque complète.

2° N° 7. Guersant.

Angine grippale. — IV : début d'hémolyse.

VI : H marquée.

VIII : laquage.

TUBERCULOSE :

Quatre cas.

1° N° 33. Guersant.

Tuberculose ganglionnaire, osseuse, peritonéale, pulmonaire.

III : H nulle.
VI : début.
IX, XII : légère.

2° N° 7. Guersant.

Tuberculose osseuse et pulmonaire avec dégénérescence amyloïde.

18 mai X : hémolyse légère.
20 mai XII : début d'hémolyse.

Dans ces deux cas et surtout dans le second, le pouvoir hémolytique est *diminué*.

3° N° 3. Guersant.

Pleuro-péricardite tuberculeuse et asystolie.

X : hémolyse légère.
XV : laquage complet.

L'hémolyse est légèrement *retardée*.

4° N° 8. Guersant.

Tuberculose pulmonaire à marche aiguë.

6 mai VIII : H légère.
X : H forte.
XII : laquage complet.
18 mai IV : H légère.
VI : laquage complet.

Le pouvoir hémolytique a beaucoup *augmenté* au deuxième examen.

Rhumatisme articulaire :
Nº 4. Guersant.

Pleuro-péricardite rhumatismale. — III : début d'H.
VI : H. nette.
X : H. forte.

Chorées rhumatismales de moyenne intensité :
Nº 7. Guersant.

IV : début d'H.
X : H complète.

Nº 15. Guersant.

2 mai   IV : H. nette.
VI : H. complète.
18 mai   VII : H. légère.
IX : H. forte.
XII : H. complète.
19 mai : reçoit 15 cmc. de sérum

antidiphtérique.

20 mai   X : laquage.
22 mai VIII : laquage.
26 mai X.XII : H. forte.
XIII : laquage.

Au cours de cette chorée, les cinq recherches successives de la puissance hémolytique du sérum montrent
qu'elle subit des variations légères, peu éloignées de la
normale. Au premier examen, tandis que l'enfant présentait des mouvements choréiques très intenses, il est
intéressant de faire remarquer l'augmentation du pouvoir hémolytique du sérum et de la rapprocher du degré
de toxicité plus élevé que normalement constaté chez
un choréique par Lesné par inoculation intracérébrale

au cobaye. L'injection de sérum antidiphtérique, prati-
quée à titre préventif, semble avoir légèrement *augmenté* la richesse en alexine du sérum de l'enfant.

FIÈVRE TYPHOÏDE :

Deux cas.

No 3. Guersant : 2e septenaire.

6 mai ; VI. XII. XX : L'hémolyse est
nette, mais il est presque impossible d'obtenir un laquage complet même avec 30 gouttes. Ce sérum du 6 mai conservé
d'une façon aseptique jusqu'au 13 mai, ne commence à donner une hémolyse légère qu'à 40 gouttes, ce qui montre l'atté-
nuation du pouvoir hémolytique.

N° 8. Guersant : 2e septenaire.

V : hémolyse totale.

ANGINE NON DIPHTÉRIQUE :

N° 2. H. Roger : 6 ans.

30 mai, avant l'injection de
sérum antidiphtérique X : H. forte.
XII : laquage.
1er juin, a eu 15 cmc. de sérum VI : H. forte.
VIII : laquage.

CROUP :

N° 14. H. Roger : 4 ans.

7 juin, avant l'injection de sérum   IV : début d'H.
VIII : H. légère.
XII : H. forte.
XIV : laquage.
9 juin, 2 jours après l'injection de
sérum   IV : H. légère.
VI : H. forte.
VIII : laquage.
10 juin   — XII : laquage.

Dans ces deux derniers cas, de même que chez l'enfant atteint de chorée, l'injection de sérum antidiphtérique a produit passagèrement *une augmentation* du pouvoir hémolytique.

Nos autres examens ont été pratiqués chez des enfants atteints de maladies éruptives et d'éruptions diverses ; nous avions le désir d'établir la richesse en alexine du sérum sanguin aux différentes périodes des maladies éruptives, et d'établir leur courbe parallèlement aux phases de l'affection.

Les difficultés qui existent à multiplier les examens de sang chez le même enfant, à suivre les malades dans les divers services d'isolement, l'obligation thérapeutique à laquelle ils sont soumis au pavillon de la rougeole, ne nous ont pas permis de résoudre le problème, et nous n'avons pu pratiquer que des examens isolés que nous essayerons de rapprocher.

ERYSIPÈLE DE LA FACE :
Hémolyse *normale.*
Deux cas non compliqués :
Nº 1. H. Roger, 14 ans.

1er jour de l'éruption. —   VI : H. légère.

IX : laquage.

4e jour   III. V : H. légère.

VII : H. forte.

X : laquage.

VARIOLOÏDE :
Un cas.
Nº 16. H. Roger.

VI : H. nulle.

XII : début d'hémolyse.

Varicelle :

Cinq cas.

1° N° 3. H. Roger.

Rash prévaricellique scarlatiniforme. — III : début d'H.

VI : H. forte.

IX : laquage.

2° N° 13. H. Roger.

Période éruptive. — VI : pas d'hémolyse.

X : H. nette.

XVI : H. forte.

3° N° 2. H. Roger.

Période éruptive. — III.VI : pas d'hémolyse.

XX : H. forte mais pas complète.

4° N° 4. H. Roger.

Période de dessication. — VIII : légère.

XV : H. forte.

5° N° 8. H. Roger.

VIII : H. légère.

Période de dessication. — XV : H. forte.

XVIII : laquage.

Ainsi, le pouvoir hémolytique, que nous avons trouvé *normal* avant l'éruption, était *diminué* aux périodes d'éruption et de dessication.

Rubéoles :

Deux cas.

N° 5. H. Roger.

2° jour de l'éruption. — VI : H. légère.

XII : laquage.

4° jour XII : laquage.

N° 10. H. Roger.

2° jour de l'éruption. — VIII : H. légère.

XII : laquage.

6e jour : malade présente un
érythème scarlatiniforme. — IX : H. légère.
XIV : laquage.
8e jour — XVIII : laquage.

Le pouvoir hémolytique, *normal* pendant la période
éruptive, a *diminué* dans le second cas après la fin de
la rubéole.

SCARLATINE :

Six cas.
Nº 4. 2e jour de l'éruption. — VII : H. légère.
IX : H. forte.
X : laquage.
Nº 7. 2e jour de l'éruption. — VIII : H. forte.
X : laquage.
Nº 15. 2e jour de l'éruption. — VIII : H. forte.
IX : laquage.
Nº 17. 2e jour de l'éruption. — IV : H. forte.
V : laquage.
Nº 8. 2e jour de l'éruption. — XIV : laquage.
5e jour — XIII : laquage.
Nº 4. Les 6e, 7e, 9e jours, hémolyse semblable.
VIII : H. forte.
IX : laquage.

Le pouvoir hémolytique, dans tous les cas précédents,
ne s'est jamais écarté de la *normale*.

G. H. Weaver et G.-F. Ruediger n'ont pas trouvé
dans le sérum des scarlatineux la moindre influence
bactériolytique in vitro sur les streptocoques, même
dans les cas graves ; mais le pouvoir microbicide persistait vis-à-vis de l'Eberth et du coli-bacille.

ROUGEOLES

Dans 6 cas de rougeoles non compliquées examinées *au premier jour de l'éruption* (tableau I), nous n'avons jamais obtenu un début d'hémolyse avec quatre gouttes. Chez un enfant de 18 mois, atteint de rougeole grave, avec bronchopneumonie, température 41°, l'hémolyse débutait à quatre gouttes.

Avec six gouttes, l'hémolyse débutait seulement, sauf dans un cas de rougeole compliquée de diarrhée, chez un enfant de six ans où elle était déjà nette.

Forte avec huit gouttes dans 2 cas, elle était légère dans les 5 autres ; elle persistait légère dans quatre cas avec 12 gouttes et n'était forte, mais sans être jamais complète, que dans trois cas.

Dans les tableaux, nous donnons aux signes adoptés les valeurs suivantes :

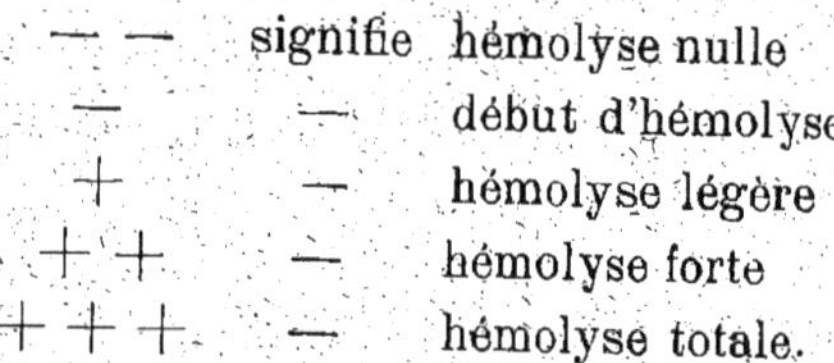

Dans 9 cas de rougeoles examinées *au second jour de l'éruption,* le début se faisait avec 6 gouttes de sérum dans la plupart des faits et l'hémolyse n'était totale avec 10 ou 12 gouttes que dans un seul cas (tableau II).

TABLEAU I

Nombre de gouttes de sérum	H. Roger	Mo... Robert 3 ans N° 18 H. Roger	H. Roger	Jo... Léonie 6 ans H. Roger N° 27	Ja... Gustave 10 mois	Bo... Louise 3 ans 1/2 N° 25	Bi... Auguste 18 mois N° 39
	Eruption légère	Eruption légère	Eruption légère	Elevé au sein puis au biberon. Eruption légère Diarrhée	Elevé au sein puis au biberon. Eruption légère	Convulsions. Eruption très marquée sur la face; légère sur le corps.	Etat grave Bronch.-pneumonie. Températ. 41°
2 gouttes	— —	— —	— —	— —	— —	— —	—
4	— —	—	—	— —	— —	—	—
6	—	—	—	—			
8	+	+	+	+	+ +	+	+
10	+	+	+ +	+ +	+ +	+	+ +
12	+	+	+ +	+ +	+ +	+	+ +
14	+ +	+	+ +	+ +			

TABLEAU II

Nombre de gouttes de sérum.	H. Roger Eruption légère	El... Mathilde 6 ans N° 14 H. Roger Aucun antécédent Eruption légère Toux quinteuse	Pa... Marthe 2 ans N° 13 H. Roger Eruption légère	Le... Noemy 9 ans 1/2 N° 25 Eruption très discrète T. 37°	Ca... André 20 mois N° 38 Eruption légère Etat grave Bronch.-pneumonie. T. : 40°6	Latre... Marguer. 3 ans 1/2 N° 33 Eruption confluente sur visage, discrète sur le corps.	Sal... Marcelle 1 an N° 20 Eruption confluente généralisée.	Seg. Raymond 6 ans N° 23 Eruption légère T. 38°5	Tab. Marguer. 3 ans 1/2 N° 41 Eruption légère
2 gouttes	— —	— —		— —	— —	— —	— —	— —	— —
4 —	— —		— —		— —	—	— —	— —	—
6 —	— —	+	—	—	— —	+	—	—	+
8 —	—		—	+	—	+	+	+	+ +
10 —	—	+ +		+	+	+	+	+ +	+ + +
12 —	+	+ +	+	+ +	+ +	+	+	+ +	+ + +
14 —	+		+	+					

TABLEAU III

Nombre de gouttes de sérum	Jou... Germaine 1 an N° 3. H. Roger	Pey... Marcel 13 ans N° 28 H. Roger	Bes... Denise 4 ans 1/2 N° 26	Roc... Gaston 12 ans 1/2 N° 28	Cam... Ferdin. 5 ans 1/2 N° 33 Né avant terme	Val... André 6 ans N° 21
	Eruption légère	Eruption très légère T. 37°,8	Eruption terminée T. 37°	Eruption terminée T. 38°	Eruption légère terminée sur la poitrine. T. 38°8	Eruption très légère
2 gouttes	— —	—	— —	— —	— —	— —
4 —	—	+	—	—	—	—
6 —	+	+ +	+ +	+	+	—
8 —	+	+ +	+ +	+ +	+ +	+ +
10 —	+ + +	+ + +	+ + +	+ + +	+ +	+ + +
12 —					+ + +	
14 —						

Dans 6 cas, où le sérum a été prélevé *au 3ᵉ jour de l'éruption* (tableau III), il y avait toujours un début d'hémolyse avec quatre gouttes, et le laquage existait dans tous les cas avec 10 ou 12 gouttes.

Ainsi, de ces examens pratiqués aux premiers jours de l'éruption de la rougeole, il est permis de conclure que le pouvoir hémolytique *diminue les deux premiers jours revient à la normale le 3ᵉ jour.*

ÉRYTHÈMES :

Erythème sérique ortié : deux cas.

Nº 4. H. Roger, 3 ans et demi.

Nº 17. H. Roger, 3 ans et demi.

Dans les deux cas. Hémolyse incomplète à XX gouttes.

Erythème polymorphe.

Nº 7. Guersant : hémolyse débute à VI gouttes, est totale à XVIII gouttes le 6 mai, à XXII gouttes seulement deux jours après.

Erythème scarlatiniforme d'origine toxi-alimentaire : 5 cas : dans aucun cas, il n'y eut d'angine, de vomissements, de contagion.

1º Nº 5. H. Roger.

VI : H. nette.

XII : laquage.

2º Nº 7. H. Roger, 10 ans.

XI : H. totale.

3º Nº 10. Erythème scarlatiniforme, purpurique, avec angine diphtérique.

X : H. complète.

4º Nº 13. H. Roger, 4 ans.

X : H. forte.

XII : H. totale.

5° N° 19. Guersant, ancien pneumonique, érythème scarlatiniforme 3° jour.

X : H. forte.

XI : laquage.

21 jours après en pleine desquamation.

XIV : laquage.

Ainsi tandis que dans l'érythème scarlatiniforme, le
pouvoir hémolytique reste *normal*, dans les érythèmes
sériques ortiés et polymorphes, il est *très affaibli*.

Erythème papulo-noueux : N° 6. Sainte-Monique, 16 ans,
entrée le 13 octobre 1905. Depuis quatre à cinq jours, douleurs
dans les jambes ; sur la face interne des tibias, nodosités
dures, sensibles, température à grandes oscillations.

Le 15 octobre : les nodosités ont disparu.

Le 23 octobre, réapparaissent sur les deux jambes des nodosités rouges, une grosse nouure au niveau du genou gauche.

Le 26, ont disparu. Le 27, chute de la température. Convalescence rapide. Quitte l'hôpital le 15 novembre.

Le 24 octobre, le lendemain de la deuxième poussée d'éléments
papulo-noueux.

II : H. légère.

XII : H. totale.

Le 7 novembre :

II : Aucune hémolyse.

VI : H. nette.

XVI : H. totale.

Le 15 novembre :

II, IV : nulle.

VI : H. légère.

XII : très marquée.

Dans le cours de cet érythème papulo-noueux, le pouvoir hémolytique normal au moment de la poussée des

éléments éruptifs a légèrement diminué pendant la convalescence.

De tous ces examens, en comparant entre eux les sérums d'enfants normaux et malades, on peut tirer les conclusions suivantes :

Dans la diphtérie, la quantité d'alexine augmente après injection de sérum antidiphtérique.

Dans la varicelle, elle diminue à la période d'éruption.

Dans la rubéole, le pouvoir hémolytique du sérum reste normal tandis que dans la rougeole sans complications, il diminue les deux premiers jours de l'éruption pour revenir à la normale le troisième jour.

Dans la scarlatine et dans les érythèmes scarlatiniformes et papulo noueux, le pouvoir hémolytique est normal.

Dans les érythèmes sériques ortiés et polymorphes, l'alexine diminue du sérum.

Dans aucune affection éruptive nous n'avons donc constaté d'augmentation nette du pouvoir hémolytique, et ces résultats semblent un peu différents de ceux que nous avons rapporté chez l'adulte.

La quantité d'alexine subit bien, au cours de ces diverses affections des variations appréciables, et ces oscillations ont vraisemblablement des rapports étroits avec la pathogénie des processus infectieux. Mais ni dans la scarlatine, ni dans la rougeole, ni dans la varicelle nous n'avons trouvé au début l'augmentation de la valeur hémolytique du sérum que plusieurs auteurs ont remarquée au début du rhumatisme, de la grippe ou de la pneumonie. Et dans la rougeole, aux deux premiers jours de l'éruption, la quantité d'alexine est au-dessous de la normale qu'elle n'atteint que le troisième jour.

Alors, faudrait-il n'attribuer aux alexines aucun rôle important dans les phénomènes de défense de l'organisme ou bien cette faiblesse du pouvoir hémolytique indiquerait-elle une défaillance de l'organisme ? Nous ne le croyons pas. Tous nos examens de sérums au cours des fièvres éruptives, ont été pratiqués au début ou pendant la phase éruptive, mais cette éruption est précédée de périodes plus ou moins prolongées d'incubation et d'invasion, pendant lesquelles la réaction défensive contre l'envahisseur, manifestée par l'exagération du pouvoir hémolytique, a pu apparaître, mais qu'il est difficile de constater.

Bien que la quantité d'alexine ne corresponde pas toujours au nombre des globules blancs, nous avons vu que plusieurs auteurs avaient constaté des courbes parallèles de leucocytose et de valeur du sérum en alexines : il y aurait souvent relation étroite entre les réactions humorales et les réactions cellulaires.

Nos résultats ne sont pas en contradiction avec les faits connus. Parallèlement avec l'hyperleucocytose signalée (Simon) après l'injection du sérum antidiphtérique, nous avons noté une augmentation du pouvoir hémolytique.

Dans la rubéole, où la quantité d'alexine est normale, la leucocytose est légère (Tchistovitch et Chestakova).

Dans la rougeole, où le pouvoir hématolytique diminue les deux premiers jours pour atteindre la normale le troisième, une leucocytose légère prééruptive fait place à une hypoleucocytose qui atteint son maximum le deuxième jour de l'éruption pour remonter progressivement à la normale (Renaud, Sobotka) à mesure que l'exanthème pâlit (Reckzek).

Dans la varicelle, il y a légère leucocytose qui est polynucléaires ou au contraire hypoleucocytose (Nobécourt et Merklen, Weil et Descos); le pouvoir hémolytique est diminué à la période éruptive.

Dans la scarlatine, l'hyperleucocytose peut manquer dans les cas légers (Pick, Limbeck, Halla), mais elle est la règle. Elle n'atteint son maximum que deux à trois jours après l'exanthème, puis décline progressivement à partir du cinquième jour ; le pouvoir hémolytique est normal, jamais diminué.

Ces recherches sur la mesure de la valeur hématolytique du sérum n'ont certainement pas un grand intérêt pratique, mais ils nous ont paru intéressants à signaler dans des maladies cycliques comme les fièvres éruptives. Et il est curieux de comparer certains de nos examens et de faire les remarques suivantes : tandis que dans la rougeole et la varicelle, maladies spécifiques, le sérum sanguin présente des modifications au point de vue de la quantité des alexines, dans la scarlatine, dont la spécificité au contraire est discutée, le pouvoir hémolytique reste normal ; à ce point de vue réactionnel, le sérum sanguin ne diffère pas dans la scarlatine du sérum des érythèmes scarlatiniformes infectieux. Cette même formule que possèdent ces affections, différentes au point de vue clinique, indique un lien, peut-être une parenté étiologique.

Ainsi, la recherche de la quantité d'alexine du sérum sanguin prendra-t-elle, après des observations plus nombreuses et plus précises, la valeur d'un moyen d'investigation clinique.

CHAPITRE IV

La Résistance globulaire.

Les agents capables de détruire les globules rouges qui peuvent être utilisés pour mesurer la résistance globulaire sont extrêmement nombreux.

Maragliano a étudié la résistance des hématies à la chaleur, à la dessication, à la compression ; Landois, Biso, Janowski à l'eau distillée ; Laker, Buffa à l'action des décharges électriques; Calugareanu et Henri aux courants électriques.

Petrone, Drago essayent la résistance des globules rouges dans une solution iodo-iodurée ; Schifone dans le sublimé; Marchesini dans des solutions de fer, d'arsenic, d'iodure de potassium ; Montesano dans des solutions de strychnine, petit lait, bouillon.

Lapicque et Vast, Gardini, Baccarini, Merletti, Ceradini ont d'autres procédés.

Ainsi que l'a montré Ribierre, la plupart de ces méthodes ne peuvent constituer des moyens d'investigation clinique ; plus pratiques sont celles qui sont fondées sur les modifications et la destruction des hématies en présence des divers agents chimiques non nocifs ; les solutions salines diluées de composition voisine du sérum sont presque unanimement adoptées.

Les diverses méthodes sont classées suivant qu'elles tiennent compte des modifications morphologiques ou numériques des hématies, décelables au microscope, ou du phénomène macroscopique de diffusion de l'hémoglobine dans le milieu extérieur.

I. — MÉTHODES MICROSCOPIQUES

Procédé de Malassez. — Consiste à faire à des intervalles de temps fixes, des numérations successives de globules rouges dans un sérum artificiel de titre constant.

Procédé de Chanel. — Combine aux numérations globulaires l'emploi des sérums artificiels de titres différents.

II. — MÉTHODES MACROSCOPIQUES

Elles consistent à chercher le titre de la solution saline dans laquelle commence à se faire l'hémolyse. Ce sont les :

Procédés d'Hamburger.
Procédé de Mosso et Viola.

Nous ne décrirons ici que la méthode d'isotonie d'Hamburger, que nous avons employée dans nos recherches sur la résistance globulaire chez l'enfant, suivant *la technique de Vaquez et Ribierre* :

Nous nous sommes servi d'une solution-mère de NaCl dans l'eau distillée au titre de 0,50 p. 100. Dans une série de dix petits tubes cylindriques on fait tomber des quantités progressivement décroissantes de la solution de NaCl et croissantes d'eau distillée ; les tubes extrêmes contenant : le premier, 2 gouttes d'eau distillée, 48 gouttes de solution de NaCl à 0,50 p. 100, c'est-à-dire un mélange à 0,48 p. 100 ; le dernier, 20 gouttes d'eau pour 30 gouttes de solution de NaCl, c'est-à-dire un mélange au titre de 0,30 p. 100.

Le sang, recueilli par piqûre du doigt avec une pipette, était mélangé en proportion constante de 1/50 avec ces solutions.

Nos examens étaient pratiqués dix-huit à vingt-quatre heures après la prise de sang, les tubes ayant séjourné deux heures à l'étuve à 37° ; nous avons laissé reposer les tubes spontanément, sans recourir à la centrifugation.

La résistance minima R_1 est indiquée par le titre de la solution dans laquelle se produit le début de l'hémolyse.

La résistance maxima R_2, par le titre de la solution où s'effectue l'hémolyse totale, où n'existe plus de dépôt macroscopiquement appréciable.

LA RÉSISTANCE GLOBULAIRE A L'ÉTAT NORMAL

1° *Chez l'adulte.* — La diffusion de l'hémoglobine commence dans les solutions de NaCl :

    0,44 p. 100 (Hamburger),
    0,44 à 0,48   —   (Vaquez),
    0,42 à 0,44   —   (Ribierre).

C'est la résistance globulaire minima.

Puis la diminution de R est lente, graduelle, jusqu'à 0,40, 0,38. L'hématolyse s'exagère et la destruction des hématies est totale à :

    0,32 à 0,34 p. 100 (Vaquez),
    0,34 à 0,36   —   (Ribierre).

C'est la résistance maxima.

2° *Chez la femme.* — Il y aurait diminution légère de R. G. (Vicarelli, Agostini).

3° *Chez le vieillard.* — R. diminue légèrement (Chanel, Viola, Obici).

4° *Chez l'enfant.* — La R. G. serait légèrement diminuée (Chanel).

Paris et Salomon. chez des enfants normaux de 12 mois à 15 ans, ont trouvé :

    R_1 minima : 0,44 à 0,48 p. 100 ;
    R_2 maxima : 0,32 à 0,36   —

Pour Jona, la résistance minima du sang de fœtus est constamment inférieure à celle du sang de la mère ; la résistance moyenne, variable suivant les espèces animales.

Pour Jona également, R_1 du sang des nouveau-nés est inférieure à celle du sang de la mère ; la résistance moyenne est supérieure. Puis, dès la première heure après la naissance, R_1 remonte, tandis que la résistance moyenne varie peu.

Pour Viola, les globules rouges du prématuré sont faiblement résistants, ceux de l'enfant né à terme ont R_1 supérieure à celle de l'adulte, R va en diminuant avec l'âge de l'enfance à l'âge adulte, ce qui est à rapprocher de l'évolution vitale du globule rouge ; tandis que les globules rouges non encore achevés, les globules rouges nucléés ont une résistance inférieure, les hématies jeunes, ayant atteint leur complet développement, présentent un maximum de résistance.

LA RÉSISTANCE GLOBULAIRE DANS LES ÉTATS PATHOLOGIQUES

L'étude des modifications imprimées à la R. G. par différents processus pathologiques a suscité de nombreuses recherches : le résultat le plus solidement acquis est l'augmentation marquée de R. G. au cours de l'ICTÈRE. Cette constatation, signalée par Chanel, Von Limbeck, Maragliano, Viola, Lang, a été difinitivement

établie par Vaquez et Ribierre : R_1 et R_2 sont *augmentées*.

Tous les cas d'ictère s'accompagnent de modifications :
l'intensité et l'ancienneté de la jaunisse y apportant des
degrés, l'augmentation de R. G. est très précoce, d'autant
plus marquée que l'ictère est plus ancien, plus intense
et accompagné de phénomènes d'infection et d'insuffisance hépatique. Vaquez et Ribierre l'ont obtenu expé-
rimentalement par ligature du cholédoque, l'injection
répétée de solutions de sels biliaires dans le péritoine,
ou in vitro par le contact des hématies normales avec
le sérum d'ictériques.

Malassez, Von Limbeck, Chanel admettent, pour
expliquer cette résistance, qu'après destruction des
hématies les moins résistantes par les sels biliaires, il ne
survivait que les hématies les plus résistantes ; ces dernières résisteront même mieux à une agression sérieuse
que les globules normaux, qui ne sont pas tous identiques en tant que résistance, car parmi eux il en est de
jeunes, plus faibles par conséquent.

Mais d'après Vaquez et Ribierre, la destruction globulaire légère des débuts d'ictère ne suffit pas à expliquer cette augmentation de R. Il faut voir là un phénomène d'accoutumance ; par suite des destructions
répétées d'hématies, l'organisme est vacciné par la for-
mation d'antihémolysines qui passent dans le sérum et
empêchent son action globulicide.

Dans LES ÉTATS ANÉMIQUES :

Après la saignée : Maragliano signale une diminution de R. G. que Viola et Jona confirment sur le chien et le lapin en constatant la diminution d'alcalinité du sang.

Dans la chlorose. — Duncan, Malassez, Chanel signalent une diminution de R. Maragliano, Castellino, Bielonowsky observent un abaissement dans les anémies graves. Bard et Veyrassat trouvent des variations différentes et étendues sous l'influence de diverses causes pathologiques ; mais utilisables à condition de déterminer la R moyenne, c'est-à-dire celle du plus grand nombre des globules et de ne tenir compte que de cette R moyenne ; celle-ci est faiblement diminuée dans les chloroses franches, considérablement abaissée dans les chloroses compliquées et dans les anémies graves idiopathiques : ce qui fait attribuer à R une valeur diagnostique pour différencier les chloroses simples et compliquées et distinguer les anémies graves des néoplasmes latents de l'estomac, où R n'est jamais diminué mais augmenté ou normal.

Pour Piperno, dans certaines conditions (chlorose, autres anémies), lorsqu'il y a perte ou destruction des globules avec retentissement relatif des organes hématopoïétiques qui jettent dans la circulation des globules jeunes, peu riches en hémoglobine, peu parfaits, il y a

une forte augmentation de R. coïncidant avec une diminution de la valeur globulaire.

Dans l'anémie de la *malaria chronique*, les *états
cachectiques*, il y a une valeur globulaire basse, et une
R. G. légèremement augmentée, ou égale ou diminuée
par rapport à la normale. Ces cas indiquent alors une
débilité excessive de l'action réparatrice des organes
hématopoiétiques.

Dans le cancer. — Malassez, Maragliano trouvent
R diminuée; Chanel, Lang augmentée. Lang admet que
le cancer secrète des poisons hémolytiques, grâce aux-
quels la R. G. est augmentée comme dans l'ictère.

Viola attache une plus grande valeur à l'accroissement
de l'étendue de R. Vaquez et Laubry ont observé
tantôt une augmentation, tantôt une R normale, et
Veyrassat dans le cancer de l'estomac a constaté également une résistance tantôt accrue, tantôt normale, mais
jamais diminuée.

Dans l'*hémoglobinurie paroxystique*, la diminution
de R, constatée par Ehrlich, Vaquez, Murri, Marcano,
n'a pas été observée par Boisson.

On a aussi signalé :

L'affaiblissement de la résistance globulaire dans :

    la leucémie, les néphrites (Chkliarevitch),
    l'ostéomalacie,
    les maladies mentales (Agostini),
    l'asphyxie, le jeûne prolongé, l'injection intra-
    veineuse de peptone (Bottazzi),

l'intoxication par le salicylate de méthyle
(J. Teissier et Chanoz), le salicylate d'amyle
(Chanoz et Doyon),
les processus suppuratifs locaux (Tarugi).

On a noté :

L'augmentation de R :

après extirpation de la rate (Bottazzi et Viola),
après un travail musculaire violent (Manca).

Chkliarevitch, qui a étudié la R. G. au moyen d'un
sérum spécifique hémolytique, a trouvé une R. G. toujours identique chez les sujets sains ; chez les malades,
jamais il n'a observé d'augmentation, toujours R. G.
était diminuée sauf dans quatre néphrites et une leucémie où elle était normale.

Des variations suivant l'altitude, vis-à-vis de NaCl,
ont été constatées par Gaule au cours d'ascensions en
ballon. Et toutes les causes passagères qui font varier
chez l'homme normal le nombre des globules rouges
(ingestion d'aliments, de boissons), agissent seulement
en modifiant les rapports qui existent entre le plasma
et les éléments globulaires en produisant ou la concentration globulaire ou sa dilution, mais ces facteurs
n'ont aucune action sur la résistance propre du protoplasma.

Dans les maladies infectieuses :

Dans la *fièvre typhoïde* : Pignatti et Morano ont trouvé la R moyenne augmentée pendant la période grave, normale dans la convalescence ; la R minima très irrégulière, le plus souvent augmentée dans la période d'état, s'abaissant ensuite pour redevenir normale huit à dix jours après la convalescence.

Dans la *pneumonie*, les R moyenne et minima sont augmentées pour Pignatti et Morano, diminuées pour d'autres dans la période grave.

Dans l'*érysipèle de la face*, Maragliano signale une diminution de R moyenne, avec oscillations parallèles à celles de la température ; Limbeck, une augmentation de R minima.

Dans la *tuberculose*, Maragliano, Chkliarevitch, Veyrassat indiquent une diminution notable de la résistance globulaire, Godsitskis une augmentation de la résistance moyenne.

Dans la *malaria*, R diminue pendant l'accès, augmente dans les intervalles après une série d'accès. (Viola.)

La *diphtérie*, pour Paris, s'accompagne d'une augmentation précoce et durable de R_1 qui semble d'ordinaire en rapport avec la gravité, avec légère diminution de R_2 (diminution de l'étendue de résistance). Après les injections de sérum, presque immédiatement (1/2 h. à 3 h.), R_1 diminue, remonte à son chiffre normal et parfois le dépasse (cas graves). R_2 ne se modifie pas, ou dans les cas graves diminue quelque peu. Au bout de 18 à 24 heures, R_1 augmente de nouveau ou reste normal. R_2 reste ce qu'il était au début. Durant la convalescence, R_1 demeure augmenté et R_2 reste normal.

Dans quelques cas de *purpura*, Paris et Salomon ont noté une augmentation de la R. G. très légère pour R_2, beaucoup plus notable pour R_1.

Dans un travail en cours de publication, De Vicariis a trouvé très faible la R. G. des *prématurés*, chez deux prématurés atteints d'ictère, il n'a pas observé d'augmentation.

De l'examen d'un grand nombre de malades atteints de maladies diverses, examinés à plusieurs reprises, Iakovchevitch tire les conclusions suivantes :

Au cours des maladies infectieuses, R est considérablement augmenté.

Au cours de la convalescence de ces maladies, R s'abaisse rapidement et notablement ; elle reste élevée avant la rechute et en cas de complications même si la température est normale ; sa recherche peut donc servir de pronostic.

Dans les auto-intoxications, cancer, néphrite, phtisie, R est augmenté.

Dans les affections chroniques indemnes de tout phénomène d'auto-intoxication, R ne subit pas d'augmentation.

Le nombre des globules, des leucocytes, le taux de l'hémoglobine n'exercent aucune influence sur la résistance globulaire ; l'élévation de R coïncide parfois avec la diminution des dimensions des globules rouges et des leucocytes (pour Persianow, l'augmentation des dimensions des globules rouges s'accompagne d'un accroissement de R.-G.).

RECHERCHES PERSONNELLES CHEZ L'ENFANT

Nous avons étudié avec M. Lesné la résistance globulaire chez un certain nombre d'enfants, surtout au cours de maladies éruptives ou d'éruptions diverses: nous avons employé la méthode d'isotonie d'Hamburger suivant la technique de Vaquez et Ribierre rapportée plus haut.

Chez une quinzaine d'enfants *normaux* de 6 mois à 15 ans, nous avons trouvé des chiffres analogues aux résultats de Paris et Salomon, c'est-à-dire :

Résistance minima (R_1) correspond à une solution de NaCl de 0,44 à 0,48 p. 100.

Résistance maxima (R_2) correspond à une solution de NaCl de 0,32 à 0,36 p. 100 ; semblable donc à celle des adultes de 20 à 40 ans.

Nous avons constaté :

Une R. G. *normale* dans des cas isolés de :

OREILLONS :

Nº 13. H. Roger, 21 mois :

$$R_1 : 44.$$
$$R_2 : 34.$$

COQUELUCHE :

Nº 13. H. Roger, 2 ans :

$$R_1 : 44.$$
$$R_2 : 32.$$

CORYZA :

Nº 12. H. Roger, 16 mois : larmoiement écoulement nasal. Erythème fessier : pas de rougeole consécutive :

$$R_1 : 44.$$
$$R_2 : 32.$$

Une *augmentation* de R_1 et de R_2 dans des cas de :

TUBERCULOSE au 2ᵉ degré :

Nº 2. Guersant, 3 ans et demi.

$$R_1 : 40.$$
$$R_2 : 30.$$

GASTRO-ENTÉRITE :

Nº 17. H. Roger, 1 an :

$$R_1 : 38.$$
$$R_2 : 30.$$

CORYZA :

Nº 3. H. Roger, 1 an.

Larmoiement, stomatite, pas de rougeole consécutive :

$$R_1 : 42.$$
$$R_2 : 28.$$

Une *augmentation* de R_1 avec R_2 *normale* chez des enfants atteints de :

GROS FOIE DYSPEPTIQUE :

N° 15. H. Roger, 4 ans et demi.

$$R_1 : 40.$$
$$R_2 : 34.$$

URÉMIE :

N° 11. H. Roger, 8 ans et demi, 10 grammes d'albumide :

$$R_1 : 42.$$
$$R_2 : 33.$$

Dans les cas isolés d'éruptions diverses, nous avons également constaté une résistance globulaire *normale* :

PSORIASIS GUTTATA :

H. Roger, 8 ans et demi :

$$R_1 : 46.$$
$$R_2 : 34.$$

PUSTULES DE PYODERMIE :

N° 13. H. Roger, 6 ans.

$$R_1 : 44.$$
$$R_2 : 34.$$

ERYTHÈME POLYMORPHE :

N° 4. H. Roger, 21 mois.

$$R_1 : 44.$$
$$R_2 : 33.$$

ERYTHÈME SÉRIQUE :

N° 24. H. Roger, 2 ans.

$$R_1 : 42.$$
$$R : 34.$$

RUBÉOLE :

N° 17. H. Roger, 2 ans. Eruption pointillée sur poitrine, dos, ventre et cuisse, langue rouge à pointe. Diarrhée.

$$R_1 : 46.$$
$$R_2 : 34.$$

Une *augmentation* de la R. G. a été observée dans un fait de :

ERUPTION POST-VACCINALE :

N° 8. H. Roger, 2 ans :

$$R_1 : 38.$$
$$R_2 : 30.$$

Dans un cas de :

PURPURA D'ORIGINE CARDIAQUE :

N° 5. H. Roger, 4 ans :

$$R_1 : 42.$$
$$R_2 : 28.$$

Et dans deux cas de :

ERUPTION SCARLATINIFORME D'ORIGINE PROBABLEMENT ALIMENTAIRE :

1° N° 19. H. Roger, 11 ans. Eruption datant de trois jours, scarlatiniforme, prédominante aux aines et à la poitrine, légèrement prurigineuse, θ. 37°2.

$$R_1 : 40.$$
$$R_2 : 32.$$

2° N° 1. H. Roger, 9 ans. Eruption disséminée scarlatiniforme depuis plusieurs jours ; pansement humide périnéal pour opération de rupture d'urètre, θ. 37.

$$R_1 : 38.$$
$$R_2 : 28.$$

Dans le cours d'un :

ERYTHÈME PAPULO-NOUEUX, dont nous avons étudié le
sérum au point de vue hémolytique (voir page 59) R.
Augmentée au moment d'une poussée éruptive (24 octobre),
se maintenait accrue quelques jours après la fin de l'éruption
et revenait à la *normale* au moment de la convalescence :
24 octobre :

R_1 : 38.
R_2 : 30.

7 novembre :

R_1 : 40.
R_2 : 30.

15 novembre :

R_1 : 46.
R_2 : 32.

Dans un cas de :

ROSÉOLE SYPHILITIQUE :
N° 2. Sainte-Monnique, 16 ans, avec plaques muqueuses lin-
guales et vulvaires, traitée depuis 14 jours, la résistance globulaire était *augmentée* : quinze jours plus tard, R était revenu
à la normale.

30 octobre. — R_1 : 40.
R_2 : 28.
15 novembre. — R_1 : 46.
R_2 : 34.

Dans deux cas de :

VARICELLE :
Normale au 2ᵉ jour dans un fait, R_1 était *augmentée* dans
un autre cas en pleine éruption, tandis que R_2 était normale :
1° N° 3. Roger, 3 ans.

2ᵉ jour. — R_1 : 44.
R_2 : 32.

2° N° 2. Roger, 6 ans : pleine éruption.

$$R_1 : 38.$$
$$R_2 : 32.$$

Nous avons examiné la RG au cours de quatre cas d'
ÉRYSIPÈLE DE LA FACE :

1° N° 15. H. Roger, 14 ans

21 septembre 1905 : petite plaque d'érysipèle.

2e jour. — $R_1 : 48.$
$$R_2 : 36.$$

25 septembre : disparition. — $R_1 : 44.$
$$R_2 : 34.$$

2° N° 17. H. Roger, 3 ans.

2 octobre, 3e jour d'éruption. — $R_1 : 42.$
$$R_2 : 33.$$

4 octobre $\qquad R_1 : 42.$
$$R_2 : 33.$$

3° N° 2. H. Roger, 3 ans.

25 septembre, 3e jour. — $R_1 : 40.$
$$R_2 : 30.$$

28 septembre $\qquad R_1 : 44.$
$$R_2 : 30.$$

4° N° 1. H. Roger, 12 ans. Erysipèle très étendu.

18 septembre, 2e jour : θ : 40. — $R_1 : 38.$
$$R_2 : 34.$$

21 septembre, 5e jour $\qquad R_1 : 46.$
$$R_2 : 36.$$

25 septembre, plaque effacée : θ : 37°. — $R_1 : 46.$
$$R_2 : 36.$$

28 septembre $\qquad R_1 : 46.$
$$R_2 : 36.$$

2 octobre, éruption scarlatiniforme depuis la veille.

$$R_1 : 46.$$
$$R_2 : 36.$$

Sur ces quatre cas, l'érysipèle n'a paru s'accompagner d'une *augmentation immédiate* et passagère de R. G. que deux fois (cas 3 et 4) : dans un de ces derniers, R_1 seule augmentée (cas 4), tandis que R_2 était normale, revient à la normale dès le 5e jour pour s'y maintenir à la fin et pendant la convalescence de la maladie, même lors de l'apparition d'une éruption scarlatiniforme.

Dans la SCARLATINE :

Nous n'avons pas trouvé de modifications de R. G. dans deux cas, examinés au premier jour de l'éruption.

1° N° 4. H. Roger.

$$R_1 : 42.$$
$$R_2 : 32.$$

2° N° 10. H. Roger.

$$R_1 : 44.$$
$$R_2 : 32.$$

Dans quatre faits, où la prise du sang a été faite les 2e, 3e et 4e jours, nous avons constaté un *accroissement constant* et marqué de R_1, tandis que R_2 n'avait subi une augmentation parallèle que deux fois.

1° N° 3. H. Roger.

$$2e \text{ jour.} — R_1 : 38.$$
$$R_2 : 32.$$

2° N° 26. 9 ans.

$$2e \text{ jour.} — R_1 : 38.$$
$$R_2 : 34.$$

3° N° 10. 8 ans et demi.

$$3e \text{ jour.} — R_1 : 40.$$
$$R_2 : 30.$$

4° N° 11. 6 ans et demi.

       4° jour. — R_1 : 38.

              R_2 : 34.

Nos recherches les plus nombreuses ont été faites pendant la période éruptive de la :

Rougeole :

Au PREMIER JOUR DE L'ÉRUPTION, chez dix-neuf enfants âgés de 11 mois à 9 ans, dont la R. G. a été recherchée, nous avons observé :

Le point de R minima oscillant entre 38 et 42 sauf dans trois cas (VI, VIII, XVII), c'est-à-dire présentant d'une manière à peu près constante un *accroissement marqué*.

La R. maxima subit une *augmentation moins* constante, mais a été trouvée déplacée dans le même sens (28-30) dans la moitié des cas.

Les écarts de la normale des résistances sont donc le plus souvent parallèles, cependant l'*étendue de résistance* est diminuée parfois d'une façon marquée dans la moitié des cas (tableau I).

Au DEUXIÈME JOUR DE L'ÉRUPTION, chez onze enfants, âgés de 3 mois à 9 ans. dont le sérum a été examiné, la rougeole n'a paru s'accompagner :

D'*augmentation de R_1* que dans la moitié des cas.

R_2 subit parallèlement un *accroissement* léger.

	I	XIV	XV	XVI	XVII	XVIII	XIX
	20 août Ba… Robert 3 ans	9 nov. Bo… Marcel 4 ans 1/2	9 nov. La… Raymond 16 mois	9 nov. Marcelle Cha… 5 ans	21 nov. Ed… Charles 3 ans	21 nov. Grég… Émile 3 ans	6 déc. No… Antonin 2 ans
Antécédents	N° 28	N° 31 Né à 8 mois Angine	N° 30 Varicelle	N° 28		N° 33 Elevé an biberon	N° 21 Sein et. biberon Bronchite
Températ.	T. 39°	T. 38°3	T. 37°	T. 39°5		T. 37°2	T. 39°
Intensité d'éruption	n	Eruption très discrète Débuts derrière les oreilles	Eruption très discrète	Eruption intense généralisée	Eruption intense	Eruption intense	Eruption très intense
Complicat. actuelles	Bronchite capillaire						
Evolution							
Terminaison	Guérison	n Guérison	Sorti le 12 nov.	Va bien le 21 nov.	Guérison	Guérison	Guérison
P_1	40	41	41	38	44	38	42
R_2	30	30	28	32	34	30	34
Etendue de R	10	11	13	6	10	8	8

TABLEAU I

	I	II	III	IV	V	VI	VII	VIII	IX
	20 août Ba... Robert 3 ans	23 août René Gra... 8 ans	25 août Do... Georges 4 ans	20 sept. Jour... Émilienne 11 mois	23 sept. Vai... Victorine 13 mois	28 sept. Tou... Gaston 19 mois	27 sept. Ma... Léa 5 ans	4 oct. Au... Yvonne 18 mois	7 oct. Me... Gustave 3 ans
Antécédents	N° 28	N° 30	N° 24	N° 32	N° 38	N° 25	N° 28	N° 33 Elevé 3 mois au sein puis nourrice Gastro-entérite Broncho	N° 39 Fièvre typhoïde
Températ.	T. 39°			T. 37·8	T. 39°	T. 40°	T. 38°	T. 40°3	T. 38°2
Intensité d'éruption					Eruption très intense	Eruption discrète			Eruption très intense
Complicat. actuelles	Bronchite capillaire		Otite double		Broncho Brûlures		Amygdalite Diarrhée		Coqueluche
Evolution									Ganglion cervical suppuré Otite double
Terminaison	Guérison	Guérison	Guérison	Mort de broncho le 25 sept.	Encore à l'hôpital le 4 nov.	Sorti le 15 oct.	Sorti le 15 oct.	Sorti le 16 oct.	A l'hôpital le 3 nov. Va bien
P.	40	40	42	41	42	46	42	44	41
R.	30	30	28	34	28	32	34	32	34
Étendue de R	10	10	14	7	14	14	8	12	7

	X	XI	XII	XIII	XIV	XV	XVI	XVII	XVIII	XIX
	25 oct. Dogro... Louis 2 ans	6 nov. Dela... Albert 5 ans	6 nov. Hi... Marcel 5 ans 1/2	9 nov. Marie Piu... 4 ans	9 nov. Bo... Marcel 4 ans 1/2	9 nov. La... Raymond 16 mois	9 nov. Marcelle Cha... 5 ans	21 nov. Ed... Charles 8 ans	21 nov. Grég... Émile 8 ans	6 déc. No... Anton 2 ans
Antécédents	N° 35	N° 36 Coxalgie	N° 23 Tumeur blanche genou	N° 32 Vulvo-vaginite	N° 31 Né à 8 mois Angine	N° 30 Varicelle	N° 28		N° 38 Elevé au biberon	N° 21 Sein et. bibe Bronch
Températ.	T. 39°	T. 38°9	T. 38°	T. 40°	T. 38°3	T. 37°	T. 39°5		T. 37°2	T. 38
Intensité d'éruption	Eruption intense	Eruption discrète	Eruption légère Nulle sur le visage	Eruption intense	Eruption très discrète Débuts derrière les oreilles	Eruption très discrète	Eruption intense généralisée	Eruption intense	Eruption intense	Eruption très intense
Complicat. actuelles			Bronchite intense							
Evolution										
Terminaison	Va bien le 3	Va bien le 9	Guérison	Guérison	Guérison	Sorti le 12 nov.	Va bien le 21 nov.	Guérison	Guérison	Guérison
P.	40	40	40	42	41	41	38	44	38	42
R.	28	30	28	32	30	28	32	34	30	34
Étendue de R	12	10	12	10	11	13	6	10	8	8

L'*étendue de R* est *normale* et ne présente pas de diminution aussi nette qu'au premier jour de la rougeole (tableau II).

Au troisième jour de l'éruption, chez 9 enfants âgés de 6 mois à 8 ans et demi, R_1 et R_2, subissent une *augmentation*, moins marquée et moins fréquente que dans les cas observés au premier et second jour (tableau III).

Chez deux enfants, nous avons répété les examens au cours de la maladie.

1° *Chez un enfant de 13 mois*, R_1 d'abord légèrement augmentée le 1er jour, est à la normale le 4e jour; R_2 maintient son accroissement.

N° 38. Rougeole.

23 septembre, 1er jour. — R_1 : 42.
R_2 : 28.
26 septembre R_1 : 46.
R_2 : 30.

2° *Chez un enfant de 3 ans*, R_1 légèrement augmentée la veille de l'éruption, est augmentée le 3e jour et normale le 8e jour et le 12e jour. R_2 subit des variations sensiblement parallèles.

H. Roger, 3 ans.

15 septembre, veille d'éruption. — R_1 : 42.
R_2 : 34.
18 septembre, 3e jour. — R_1 : 38.
R_2 : 30.
23 septembre R_1 : 44.
R_2 : 36.
27 septembre R_1 : 46.
R_2 : 34.

TABLEAU II

	I	II	III	IV	V	VI	VII	VIII	IX	X	XI
N° Âge	30 sept. Sept... Adeline N° 41 5 mois	20 oct. Jou... Georges N° 37 2 ans	20 oct. Jou... Charlotte N° 36 4 ans 1/2	23 oct. Led... Paul N° 38 3 mois	23 oct. Gai... Marguerite N° 27 3 ans	25 oct. Vil... Constant N° 23 3 ans	6 nov. Oste... Raymond N° 38 20 mois	6 nov. Ca... Lucie N° 45 6 ans 1/2	7 déc. Le... Noémie N° 25 9 ans 1/2	7 déc. Cal... André N° 33 20 mois	11 déc. Lat... Marguerite N° 33 3 ans 1/2
Antécédents		Sein et biberon Rachitique	Vomissem.	Biberon	Rougeole	Coryza Diarrhée	Catarrhe depuis 8 jours Ictère depuis 15 jours	Appendicite opérée.		Angine	Pneumonie
Température	T. 39°	T. 39°6	T. 38°	T. 37°	T. 38°2	38°2	38°		T. 37°	T. 40°6	T. 39°
Intensité d'éruption							Eruption discrète		Légère		Intense
Complications actuelles	Broncho Diarrhée	Broncho Diarrhée		Diarrhée			Mauvais état général Ictère			Broncho Etat grave	
Evolution										Va mieux le 11	
Terminaison	Morte le 6 oct.	Morte le soir	Sort le 9	Sort le 29	Sort le 1er nov.	Très bien le 3 nov.	Mort le 8	Guérison	Guérison	Guérison	Guérison
R_1	46	48	42	42	38	44	38	40	44	42	45
R_2	34	30	30	30	28	32	28	30	30	28	32
Etendue de R	12	18	12	12	10	12	10	10	14	14	13

TABLEAU III

	I	II	III	IV	V	VI	VII	VIII	IX
Age	18 septembre Du... Alice 3 ans	20 septembre Germaine S... 4 ans	20 septembre Marie S... 6 ans	23 octobre Ma... Alexandrin 4 ans	6 novembre Lo... Alfred 27 mois	21 novembre Cus... Edwige 8 ans 1/2	4 décembre Pey.. Marcel 13 mois	11 décembre Fo... Désiré 18 mois	12 décembre Ca...Fernánde 6 mois
Antécédents		N° 33	N° 27	N° 41	N° 37	N° 31	N° 28 Abcès cuisse	N° 34 Biberon	
Température		T. 37°	T. 39°	T. 38°4	T. 37°	T. 39°1	T. 37°8	T. 40°	T. 39°
Intensité		Eruption confluente		Eruption intense Cyanose	Eruption intense	Eruption passée	Eruption légère	Eruption pâlie Broncho	Broncho
Complications				Broncho Etat grave					
Evolution									
Terminaison	Guérison	Sort le 3 oct.	Sort le 3 oct.	Va bien le 3 nov.	Va bien le 9 nov.	Guérison	Guérison	Mort le 22	Morte le 20
R₁	38	42	41	38	44	48	40	44	48
R₂	30	34	31	28	28	36	32	30	34
Etendue de R	8	8	10	10	16	12	8	14	14

En somme, *dans la majorité des cas, au début* des fièvres éruptives, la R. G. est *augmentée*, sauf dans la rubéole où elle est normale : et ces résultats sont identiques à ceux que Pignatti et Morano, Limbeck, Lang, Iakovtchevitch ont signalé à la période d'état des maladies infectieuses.

Dans la rougeole, cet accroissement s'atténue à mesure qu'on s'éloigne du début ; la R. G. se rapproche de la normale en même temps que la maladie évolue vers la convalescence : le maintien de l'accroissement ferait peut-être craindre une complication.

Dans les rougeoles, *compliquées* d'accidents pulmonaires :

Au premier jour, R_1 et R_2 sont élevés presque parallèlement (I, V, XII).

Au deuxième jour, R_1 et surtout R_2 sont augmentés malgré la gravité du cas (X).

Au troisième jour, R_1 et R_2 sont également augmentés notablement (IV) malgré la gravité du cas suivi de guérison.

Au contraire, dans les cas de broncho-pneumonie à évolution fatale, la R. G. était presque constamment normale :

Au deuxième jour (I, II) : dans ce dernier cas R_2 seule était augmentée et l'étendue de R considérable.

Au troisième jour (VIII, IX).

Dans le cas VII (2ᵉ jour) à évolution fatale, l'augmentation marquée de R_1 et R_2 est expliquée par l'ictère que présentait l'enfant.

Ainsi, rapprochées des phénomènes cliniques observés, les modifications de la R. G. semblent indépendantes de la température et de l'intensité de l'éruption, mais peuvent être en rapport avec le pronostic :

L'augmentation de R. G. persistant loin du début de la maladie, devra faire craindre une complication ; son retour à la normale lors d'une complication indique une défaillance de l'organisme et une évolution particulièrement grave.

CONCLUSIONS

Le sérum sanguin de l'enfant, comme celui de l'adulte, est hémolysant in vitro pour les globules de lapin ; ce pouvoir hémolytique, dû à l'alexine, disparaît également par chauffage à 55-58° et s'atténue dans de grandes proportions quand le sérum est conservé depuis plusieurs jours.

Chez l'enfant normal de 5 à 12 ans, la quantité d'alexine nous a paru moins considérable que chez l'adulte ; comme chez l'adulte, elle varie, mais dans des limites assez étroites.

A l'état pathologique, elle est susceptible de variations quantitatives, et il est possible d'indiquer les relations qui existent entre ces modifications et différentes maladies.

En comparant entre eux les sérums d'enfants normaux et malades, on peut arriver aux conclusions suivantes :

Dans la diphtérie, la quantité d'alexine augmente après les injections de sérum antidiphtérique.

Dans la varicelle, elle diminue à la période d'éruption.

Dans la rubéole, le pouvoir hémolytique du sérum reste normal, tandis que :

Dans la rougeole, sans complications, il diminue les deux premiers jours de l'éruption pour revenir à la normale le troisième jour.

Dans la scarlatine, dans les érythèmes scarlatiniformes et papulo-noueux, le pouvoir hémolytique est normal.

Dans les érythèmes sériques et polymorphes, l'alexine diminue du sérum.

Certains de ces processus éruptifs et quelques maladies éruptives impriment à la résistance globulaire quelques modifications :

La résistance globulaire subit une augmentation au cours des éruptions scarlatiniforme, post-vaccinale, papulo noueuse ; l'accroissement de R_1 est plus marqué que celui de R_2.

Dans la scarlatine, pendant la période éruptive, R_1 subit un accroissement marqué et constant, tandis que R_2 se modifie de façon moins constante.

Pendant la période éruptive de la rougeole :

1° Au premier jour de l'éruption, R_1 présente un accroissement marqué et constant, R_2 subit moins souvent de l'augmentation. L'étendue de résistance est diminuée.

2° Au deuxième jour, R_1 et R_2 subissent une augmentation parallèle dans la moitié des cas. L'étendue de résistance est normale.

3° Au troisième jour, R_1 et R_2 présentent une aug-

mentation moins fréquente, moins élevée qu'au premier
et deuxième jour.

Dans les rougeoles compliquées d'accidents pulmonaires, R_1 et R_2 sont élevées presque parallèlement,
même dans les cas graves, mais suivis de guérison.
Dans les cas de rougeole à évolution fatale, la résistance
globulaire est normale.

Vu : Le Président de la Thèse,
HUTINEL.

Vu : le doyen,
DEBOVE.

Vu et permis d'imprimer :
Le Vice-Recteur de l'Académie de Paris,
L. LIARD.

BIBLIOGRAPHIE

A. C. Abbott. — The influence of alcoholic intoxication upon certain factors concerned in the phenomen of hœmolysis. *University of Pensylvania Bulletin*, XV, 187-191, 1902.

Ascoli. — Iso agglutinine et isolysine. *Clinica medica*, 1901, n° 1.

P. P. Avrorov. — Influence du sérum hémolytique sur la composition du sang et sur les échanges. *Rousski Vratch*, 14 février 1904, 256.

Baccarani. — In Piperno.

Batelli. — Pouvoir hémolytique du sérum sanguin comparé à celui de la lymphe. *Société de Biologie*, LVI, 199-201, 6 février 1904.

— L'hémolyse *in vivo* chez les animaux normaux. *Société de Biologie*, 28 mai 1904, LVI, 848.

Belfanti et Carbone. — *Giornale de la R. Ac. di med. di Torino*, 1898, n° 8.

A. Bertino. — Sur le passage des lysines de la mère au fœtus. *Archivio. Ital. di Ginecologia*, mars 1905, p, 97-121.

Besredka. — Les antihémolysines naturelles. *Annales de l'Institut Pasteur*, 1901, p. 785.

Bezançon et Labbé. — Traité d'Hématologie, 1904.

Bielonovski. — Nouveau procédé pour déterminer la résistance des hématies. *Ann. Acad. méd. militaires. Saint-Petersbourg*, 1902.

— Les hémolysines des toxines pesteuses. *Archives des sciences biologiques de Saint-Pétersbourg*, X, 309-339, 1904.

Biso. — Metodo pratico per la ricerca dell'isotonia del sangue. *Lo Sperimentale*, XLVII, 1893, page 230.

Bizzorero. — Sur le pouvoir hémolytique naturel du sérum de poulet dans l'inanition aiguë. *Archiv. Italiennes de Biologie*, XLII, 212-216, 1904.

Bordet. — Les sérums hémolytiques, leurs antitoxines et les théories des sérums cytolytiques. *Annales Institut Pasteur*, 1900, p. 257.

— *Congrès* 1900. Résistance des globules rouges.

— Sur l'existence des sensibilisatrices. *Annales Institut Pasteur*, 1901.

— Les propriétés des antisensibilisatrices. *Annales Institut Pasteur*, 1904, p. 593.

Buchner. — *Archiv. fur hygiene*, t. XVII,

Buffa. — Nouvelle méthode pour déterminer la R. G. *Arch. per le Sc. médiche*, 1901.

Calabrese. — Alcune ricerche sul sangue e sul ricambio nella cianosi congemta, Napoli. *Gazz. Intern. di med.*, n° 14 1903.

Calugareanu. — Influence de la durée de contact sur la résistance des globules rouges.

— Inflence de la température sur la R. G. *Société Biologie*, 22 mars 1901.

Camus et Gley. — Recherches sur l'action physiologique du sérum d'anguille. *Archiv. de Pharmacodynamie*, vol. V, fasc. 3 et 4, 1898.

Camus et Pagniez. — Variabilité de l'alexine dans les sérums pathologiques. *C. R. Biologie*, 6 juillet 1901.

— Existence d'une substance antihémolysante dans le sérum humain. *Ibid.*

Cantacuzène. — Variations quantitatives des G. R. provoquées chez le lapin par les injections de sérum hémolytique. *Annales Institut Pasteur*, 1900, p. 378.

Castellino. — Action du sérum du sang pathologique sur les G. R. normaux, *Gaz. degli osped napoli*, 1891.

— Résistance des hématies à l'action destructive du sérum. *Congrès médecine interne*, Milan 1893.

Cavazzani. — Il sublimato e la résistenza del sangue. *Riforma medica*, p. 711, 1891.

Ceradini. — Appréciation de la R. du sang par la coloration à froid par le bleu de méthylène, 1901.

Cernovodeanu et Victor Henri. — Sur les alexines. *Soc. Biologie*, 20 mai 1905.

Chanel. — Recherches sur la R. G. *Thèse*, Lyon, 1880.

Chiaruttini. — *La Riforma medica*, 1893.

Chkliarevitch. — Détermination de la R. G. par un sérum hémolytique. *Ann. Acad. méd. milit. Saint-Pétersbourg*, 1901. *Thèse*, Saint-Pétersbourg, 1902. *Gazette médicale russe*, 1er mars 1903, 218.

Conradi. — *Zeitsch. für hygiène*, 1900.

Courmont et Ch. André. — Injections de sérum hémolytique à des anémiques. *Journ. Phys. et Path. générales*, n° 1, 1904, p. 90-99.

Cumbo. — Sulla resistenza dei corpuscoli rossi di fronte a soluzioni colloidali. *Lo Sperimentale, Archivio, Anno*, LVII, fasc. 3, 1903.

Daremberg. — Pouvoir destructeur du sérum sanguin sur les G. R. *Soc. Biologie*, 1891.

Donati. — La R. G. dans les tumeurs malignes. *Clin. méd. Ital.*, n° 12, 1902, p. 733.

Drago. — Nouvelle méthode pour évaluer la R. G. *Riforma medica*, 1899, vol. III, nos 23, 24, 25.

Ehrlich et Margenroth. — *Berl. Klin. Woch.*, 1899, 1900, 1901.

A. Falloise. — Sur l'existence de l'alexine hémolytique dans le plasma sanguin. *Bull. Acad. Roy. Belgique*, 1903, 521-596.

Falloise et A. Dubois. — Hyperleucocytose et pouvoir cytotoxique du sérum. *Archic. Internationales de physiologie*, II, 54 57, 1904

S. Flexner et Hideyo Noguchi. — On the plurality of cyto-lysins in normal blood serum. *University of Pensylvania Bulletin*, XVI, 158-163, 1903.

Froin. — Les hémorragies sous arachnoïdiennes et le méca-nisme de l'hémolyse en général. *Th.*, Paris, 1904.

Fukuhara. — De l'étude de l'action des poisons hémolytiques dans l'organisme. *Beitrage zur chimischen Phys. und Pathol.*, XXXV, 434, 1904.

Fulloni. — Sulla Resistenza del sangue, Milano. *Il Morgagni*, 1897.

Gallerani. — Résistance de l'hémoglobine dans le jeûne. *Ann. de Chemi e di Farmacol*, XVI, 1893.

— Résistance de la combinaison entre l'hémoglobine et le stroma globulaire dans le jeûne. *Arch. Ital. de Biologie*, t. XVII, 1893.

Gardini. — Résistance globulaire. *Annali di Ostetr. e Gine-colog,* année 1902, XXIV, n° 1, p. 128.

J. Gaule. — L'augmentation des globules rouges dans l'ascen-sion en ballon. *Acad. Sciences*, 25 novembre 1901.

Gengou. — Origine de l'alexine. *Ann. Institut Pasteur*, 1901.

A. de Giovanni. — Studi fisico-chimici sul sangue. Padoue, 1903.

Godsitski. — Résistance des hématies chez les tuberculeux. *Ann. de l'Acad. med. militaire à Saint-Pétersbourg*, 1902.

G. A. Goussev. — Contribution à l'étude de la détermination quantitative des alexines dans les sérums humains. *Rousski Vratch*, 9 février 1902, 3 août 1902.

Max Gruber. — Sur la théorie des anticorps. *Münchener, Medic Wochenschrift*, 12, 19, 26 novembre 1901.

Gryns. — Ueber den Einfluss gelœster stoffe auf die rothen Blutzellen in Verbindung mit den Erscheinungen der osmose und diffusion. *Pflügers Archiv.*, 1896, Bd. 63.

G. C. Guthrie. — The effect of the intravenous injection of formaldehyde and calcium chloride on the hœmolytic power of serum. *American Journal of Physiologie*, XII, 139-149, 1904.

Hahn. — Relations de l'hémolyse avec la pratique. *Berliner Klin. Woch.*, 19 juin 1905, p. 780-783.

M. Halpern. — Les hémolysines dans le sérum humain. *Berliner Klin. Woch.*, 1121-1154, 1er, 8 décembre 1902.

Hamburger. — Résistance des G. R. *Journal de Phys. et Path. générale*, novembre 1900, n° 6. Rapport Congrès, 1900.

Hayem. — De la prétendue toxicité du sang. Action coagulatrice des injections de sérum. *Soc. Biologie*, mars 1893.

Hedin. — *Skandinovich. Archiv.*, *für Physiol.*, 1891-1895, *Pflügers Archiv.*, 1897, 68, 1898, 70.

Hedinger. — Contribution à l'étude clinique de l'hémolyse. *Deut. Arch. für Klin. médicin*, LXXIV, 24-42, 1902.

Hedon. — *Société de Biologie*, 1900, p. 351-771.

V. Henri. — Recherches physico-chimiques sur l'hémolyse *Acad. des Sciences*, CXL, 101-104, 9 janvier 1905.

V. Henri et Calugareanu. — Sortie des sels des G. R. placés dans un milieu hypotonique. *Acad. des Sciences*, 24 février 1902.

Herman (N.). — Sur l'origine des alexines. *Bulletin de l'Acad. Royale de médecine de Belgique*, XVIII, 137. 1904.

Hideyo Noguchi. — L'immunisation, hémolysines, agglutinines, précipitines chez les animaux à sang-froid. *University of Pensylvania. Bulletin* XV, 301-307, 1902.

— Réactions réciproques des animaux à sang-froid et leurs rapports avec l'hémolyse, l'agglutination et la précipitation. *Ibid.* XV, 295-301, 1902.

Hutinel. — Sécrétions cellulaires. *Presse médicale*, 13 mars 1901.

Iagn (P.-P.). — Action du radium sur le sérum hémolytique spécifique. *Rousski Vratch*, 1er mai 1904, p. 653.

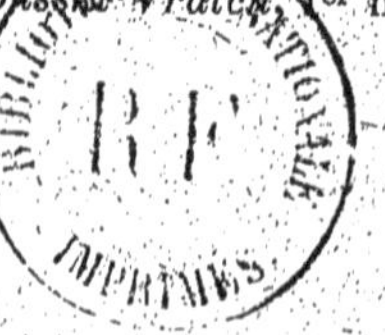

IAKOUCHEVITCH. — Résistance des hématies. *Th. de Kharbow*, 1903.

— Les hémolysines chez les animaux splénectomisés. *Gazette médicale*, 18 sept. 1904.

JONA. — Résistance du sang du fœtus et du nouveau-né. *Riforma medica*, 1895.

KENTZLER. — Teneur en compléments du sang dans différentes formes de tuberculose pulmonaire. *Berliner. Klin. Wochens.*, 13 mars 1905, p. 284-288.

KŒPPE. — *Arch. de du Bois Reymond*, 1895, p. 154. *Pflüger's Archiv*, 1897, p. 189.

KOSSEL. — Action du sérum d'anguille. *Berl. Klin. Woch.*, 14 février 1898.

LAKER. — Ueber eine neue klinische Blutuntersuchungs-Méthode. *Wien. Med. Pres.*, 1890, n° 35.

LAPICQUE et VAST. — Méthode colorimétrique pour apprécier la résistance globulaire. *Soc. Biologie*, 1899, p. 366.

LANG. — Augmentation de la R. G. dans quelques processus pathologiques. *Ann. Acad. méd. militaire Saint-Petersbourg*, 1902.

LAUNOIS CAMUS et PAGNIEZ. — *Presse médicale*, 1902, n° 7.

LÉPINE. — Sur la résistance globulaire. *Revue mensuelle*, 1880.

LESNÉ. — Toxicité de quelques humeurs de l'organisme. *Th.*, Paris, 1899.

LESNÉ et GAUDEAU. — Action du sérum d'enfants sur les G. R. du lapin. *Soc. Pédiatrie*, février 1906.

— Résistance globulaire chez l'enfant. *Ibid.*, mars 1906.

LESNÉ et RAVAUT. — Rapports que présentent entre elles l'hémoglobinurie, la cholurie, l'urobilinurie secondaires à l'hématolyse expérimentale. *Soc. Biologie*, LIII, 1106, 14 décembre 1901.

LE SOURD. — Sur la présence d'une sensibilisatrice spécifique dans le sérum des typhiques. *Th.*, Paris 1902.

Levaditi. — Les hémolysines cellulaires. *Ann. Institut Pasteur*, mai 1903, p. 188.

Litten et L. Michaelis. — Théorie de l'anémie pernicieuse. *Fortschritte der Medicin*, 20 décembre 1904, 1285.

Maïewsky. — Recherches sur les précitines, les hémolysines, les antihémolysines. *Arch. Sciences biologiques de Saint-Pétersbourg*, t. X, 293-307, 1904.

Malassez. — *Soc. de Biologie*, 1895, p. 2; 1896, p. 504-511.

Maragliano. — Sulla Resistenza dei globuli rossi del sangue. *Acad. di Genova*, 1885.

— Azione del siero di sangue sui globuli rossi. *Congress de med. int. Milan*, 1892-1893, V, 41-48.

Maragliano et Castellino. — Nécrobiose lente des G. R. à l'état normal et pathologique. *Arch. Ital. Biologie*, 1893, XIX, p. 55.

Meinicke. — Les hémolysines des vibrions. *Zeitschrift für hygiene*. L, 165-186, 1905.

Melkik et Kaliapine. — Contribution à l'étude des alexines de la fièvre recurrente. *Rousski Vratch*, 30 août 1903, 1205.

Metchnikoff. — Sur les cytotoxines. *Ann. Institut Pasteur*, 1900. L'immunité dans les maladies infectieuses, 1901.

Mioni. — Contribution à l'étude des hémolysines naturelles. *Ann. Institut Pasteur*, 1905, n° 2.

Morat et Doyon. Traité de Physiologie.

Moro (E.). — *Jahrbuch für Kinderheilkunde*, LV, 396, 1902.

Mosso. — Résistance des globules rouges. *Arch. Ital. Biologie*, 1887, p. 257.

Neisser et Dœring. — *Berl. Klin. Woch.*, 3 juin 1901.

Nolf. — *Ann. Institut Pasteur*, p. 492, 1900.
Ibid. p. 636.

— *Revue générale des Sciences*, 1901, p. 469.

Obici. — Sulla resistenza dei globuli rossi negli stati agonici. *Rev. crit. di clin med.*, 1902, p. 138.

Ostrianine. — Propriétés bactéricides du sérum pendant les maladies. *Ann. Institut Pasteur*, 1901, p. 266.

Pagniez. — Actions exercées sur les globules rouges par quelques liquides normaux et pathologiques de l'organisme. *Th.*, Paris, 1902.

Paris. — Modifications sanguines chez l'enfant diphtérique. *Th.*, Paris, 1903.

Paris et Salomon. — *Société Biologie*, janvier et avril 1903.

Persianov. — Relations entre les dimensions et la résistance des hématies. *Rousski Vratch*, 25 oct. 1903, 1554.

Petrone (G. A.). — *La Pediatria*, 1902, n° 9.

Pfeiffer. — Pouvoir hémolytique du sang de peptone. *Arch. für experimentelle Pathologie und Pharmacologie*, L, 158-167, 1903.

Pignatti-Morano. — R. G. dans la fièvre typhoïde, la pneumonie au stade agonique. *Clin. med. Ital.*, 1902.

Piperno. — *Policlinico. Sezione Medica*, juillet-août 1904. Contribution à l'étude de la R. G. dans les solutions isotoniques du NaCl.

Reckzek. — Etat du sang dans la rougeole et la scarlatine chez les enfants. *Zeitschrift für Klinische medicin*, XIV, 107-133, 201-226, 1902.

Remy. — Etude des sérums hémolytiques. *Ann. Institut Pasteur*, 1905, décembre.

Ribierre. — L'hémolyse et la mesure de la R. G. *Th.*, Paris, 1903.

Ruffer et Crendiropoulo. — Sur une nouvelle méthode de production des hémolysines. *Biologie*, 10 janvier 1903.

Salvioli. — Les alexines dans le sérum et dans le plasma. *Arch. Ital. Biologie*. XLII, 237-246, 1904.

Santini et Romani. — La recherche comparative sur le pouvoir agglutinant et hémolytique des exsudats et des transsudats. *Policlinico*, XII, 1, 1905.

SchuR. — Sur l'hémolyse. *Beitrage zur Chemisch. Phys. et Path.*, III, p. 89 119, 1902.

Schutz. — Sur l'immunité naturelle pendant la première durée de la vie. *Jahrbuch für Kinderheilk*, LXI, 1, 1905.

Schwartz. — Propriétés du sérum sanguin des animaux nourris avec du sang et des bactéries. *Rousski Vratch*, 3 janv. 1904, p. 19.

Senator. — Propriétés hémolytiques du sérum sanguin dans l'urémie. *Berliner Klin. Woch.*, XLI, 181 , 22 février 1904.

Stewart. — The behaviour of the hœmoglobin. *Journal of physiology*, 1897, p. 211.

Strauss et Wolff. — Sur le pouvoir hémolytique des sérosités. *Fortschritte der medicin*, XX, 210, 1902.

Tarugi. — La R. G. dans les processus suppuratifs locaux. *Clinica medica Italiana*, nov. 1904, 773.

Tchistovitch et Chestakova. *Gazette médicale Russe*, 3 janvier 1904, 1. Modifications morphologiques du sang dans la rubéole.

Tsiklinskaia. — Des hémolysines des bactéries. *Vratchebnaia*, 12 juin 1904, p. 728.

Turro. — Origine et constitution des alexines. *Berlin. Klin. Woch.*, 7 sept. 1903, p. 821.

Urcelay. — De la résistance globulaire. *Th.*, Paris, 1895.

Vaquez. — Résistance des hématies. *Congrès, Paris*, 1900.

Veyrassat. — Variations de R. G. et de l'hémoglobine dans divers états pathologiques. *Th.*, Lyon, 1901-1902.

De Vicariis. — Recherches sur le sang des prématurés. *Revue des maladies d'enfance*, avril 1906.

Viola. — *Gaz. deg. Ospeladi*, 1894, p. 115. *Il Policlinico*. Sez. med. anno. IX, 1902, p. 581.

Viola et Jona. — Recherches sur quelques altérations du sang après la saignée. *Arch. de Physiologie*, 1895, p. 37.

Warfield Longcope. — Etude des compléments bactéryolytiques du sérum à l'état pathologique. *The New-York medical Journal*, XV, 531-544, 1902.

WEAWER et RUEDIGER. The effects on streptococcie of blood serum from cases of scarlatine. *Transactions of the Chicago pathological Society*. V, 285-288, 1903.

WEIL et DESCOS. — Formule hémo-leucocytaire de la varicelle. *Journ. Phys. et Path. générales*, n° 3, 1902.

WENSTRAND. — Hemolysis of rabbits corpuscles by human serum in varions diseas. *Transactions of the Chicago pathological Society*, V, 288, 1903.

WRIGHT. — Certaines méthodes d'examen du sang avec quelques indications sur leur valeur clinique. *Lancet*, 1904, 23 janvier.

TABLE DES MATIÈRES

INTRODUCTION   7
CHAPITRE I. — L'hémolyse   11
CHAPITRE II. — Les sérums hémolytiques   18
CHAPITRE III. — L'alexine et le pouvoir hémolytique du
     sérum humain   31
  L'alexine et le pouvoir hémolytique du sérum chez
     l'enfant   42
CHAPITRE IV. — La résistance globulaire   64
  Recherches personnelles chez l'enfant   75
CONCLUSIONS   91

www.ingramcontent.com/pod-product-compliance
Ingram Content Group UK Ltd.
Pitfield, Milton Keynes, MK11 3LW, UK
UKHW022101070726
13613UKWH00002B/890